DESCRIPTION

DE

DEUX NOUVEAUX FORCEPS

PAR

S. TARNIER

PROFESSEUR AGRÉGÉ A LA FACULTÉ DE MÉDECINE — CHIRURGIEN EN CHEF DE LA MATERNITÉ DE PARIS

MEMBRE DE L'ACADÉMIE DE MÉDECINE.

PARIS

LAUWEREYNS, ÉDITEUR

2, RUE CASIMIR DELAVIGNE, 2

1877

DESCRIPTION

DE

DEUX NOUVEAUX FORCEPS

PAR

S. TARNIER

Professeur agrégé à la Faculté de médecine — Chirurgien en chef de la Maternité de Paris
Membre de l'Académie de médecine.

Le forceps est, à juste titre, considéré comme un excellent instrument, et tous les médecins ont en lui une confiance légitime que je serais désolé d'amoindrir ; cependant il présente quelques défauts sur lesquels il importe de ne pas fermer systématiquement les yeux. On peut, en effet, faire disparaître en grande partie ces défauts. Tel est le but de ce Mémoire.

I

Tous les accoucheurs savent que dans une application de forceps bien conduite les tractions doivent être, autant que possible, dirigées suivant l'axe du bassin ; mais tous avouent qu'au détroit supérieur et au-dessus de ce détroit il est impossible de tirer assez en arrière, parce que l'instrument est forcément maintenu dans une mauvaise direction par la résistance du périnée. J'irai plus loin, et je dirai qu'au niveau du détroit inférieur et de l'orifice vulvaire les tractions sont toujours mal dirigées lorsqu'on se sert du forceps ordinaire, en raison même de la forme de l'instrument, que celui-ci soit à branches croisées ou parallèles. Il me sera facile de démontrer ce que je viens d'avancer.

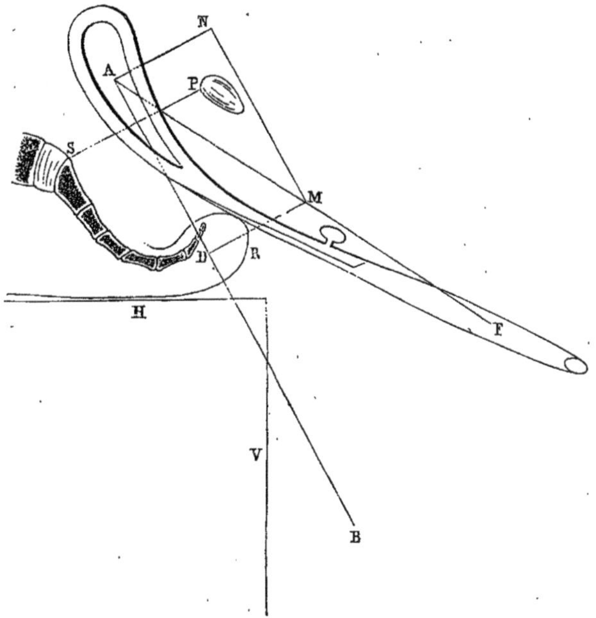

FIG. 1. — Forceps ordinaire appliqué au-dessus du détroit supérieur.

SP. Diamètre sacro-pubien minimum. — AB. Axe du détroit supérieur. — AF. Direction des tractions. — ADMN. Parallélogramme des forces. — A. Centre supposé de la tête. — P. Pubis. — R. Périnée. — S. Promontoire. — H. Plan horizontal formé par le lit. — V. Plan vertical correspondant au bord du lit.

La figure 1 (1) représente une coupe du bassin et du périnée dessinés d'après la planche XVIII de l'*Atlas d'anatomie chirurgicale homolographique* de Legendre; seulement toutes les parties molles comprises entre le bord

(1). Toutes les figures contenues dans ce Mémoire sont dessinées au quart de la grandeur naturelle.

postérieur du sphincter anal et le pubis ont été supprimées, et les branches du forceps passent un peu en arrière du point qui, sur la planche de Legendre, est occupé par l'anus On ne pourrait donc guère, dans une application de forceps pratiquée au détroit supérieur et sur la femme vivante, même en déprimant fortement le périnée, porter les branches du forceps plus en arrière que je ne l'ai indiqué dans la figure 1.

La ligne SP, étendue du promontoire au pubis qu'elle rencontre à quelques millimètres au-dessous de l'extrémité supérieure de la symphyse pubienne, représente le diamètre antéro-postérieur *minimum* du détroit supérieur. C'est ce diamètre, bien décrit par Pinard, qui, le plus souvent, arrête la tête du fœtus lorsque le bassin est vicié, et j'ai supposé (fig. 1) le forceps appliqué sur elle, au-dessus du détroit supérieur; mais pour ne pas compliquer l'épure, je n'ai pas figuré cette tête dont le centre correspondrait à peu près au point A.

La ligne AB représente l'axe du détroit supérieur ou de l'ouverture que la tête doit franchir et, par conséquent, la direction qu'il faudrait donner aux tractions pour qu'elles fussent irréprochables. Au contraire, les tractions faites par l'opérateur, lorsqu'il tire sur les manches du forceps ordinaire, se convertissent en une force qui est représentée par la ligne AF, et ces tractions ne peuvent pas être portées plus en arrière, à cause de la résistance du périnée R. En supposant que les tractions soient de 20 kilogrammes, le travail effectué pour abaisser la tête sera de 17 kilogrammes seulement, tandis que le pubis supportera une pression nuisible de 10 kilogrammes. En effet, en représentant la traction de 20 kilogrammes par la distance AM, si je construis sur cette ligne AM le parallélogramme des forces ADMN, je trouve que la traction AM se décompose en deux forces : l'une, AD, qui abaisse la tête dans la direction de l'axe du détroit supérieur; l'autre, AN, représentant une pression nuisible qui vient se perdre contre le pubis. Or les lignes AM, AD, AN offrent entre elles des différences respectives de longueur qui sont exprimées par les nombres 20, 17, 10, en chiffres ronds; on peut s'en assurer en mesurant ces lignes, surtout sur une figure de grandeur naturelle, ainsi que je l'ai fait. Donc, en tirant sur les manches du forceps avec une force de 20 kilogrammes, représentée par la ligne AM, on obtient le résultat suivant : on entraîne la tête dans la direction AD avec une force de 17 kilogrammes, tandis qu'on fait subir au pubis une pression (1) AN de 10 kilogrammes. Il est bien entendu

---

(1) Cette pression est doublement nuisible : d'une part, elle comprime le pubis; d'autre part, elle augmente la résistance que la tête opposait aux efforts d'expulsion.

que dans ce calcul j'ai uniquement tenu compte des pressions qui naissent par le fait de l'opérateur, et que j'ai dû négliger celles qui proviennent de l'action naturelle des tissus maternels.

En supposant que dans la figure 1 la ligne AM représente une traction de 40 kilogrammes, la tête sera abaissée dans la direction AD avec une force de

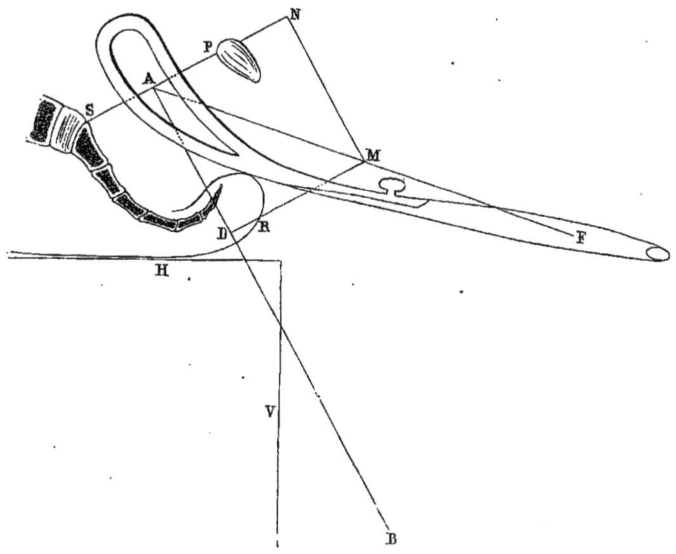

FIG. 2. — Forceps ordinaire appliqué au niveau du détroit supérieur.

SP. Diamètre sacro-pubien minimum. — AB. Axe du détroit supérieur. — AF. Direction des tractions. — ADMN. Parallélogramme des forces. — A. Centre supposé de la tête fœtale. — P. Pubis. — R. Périnée. — S. Promontoire. — H. Plan horizontal formé par le lit. — V. Plan vertical correspondant au bord du lit.

34 kilogrammes, tandis que le pubis subira une pression dangereuse AN de 20 kilogrammes. Le pression qui vient échouer contre le pubis deviendrait plus dangereuse encore si les tractions faites sur les manches du forceps dépassaient 40 kilogrammes.

La figure 2 représente une application de forceps faite sur une tête dont le centre serait au niveau même du détroit supérieur. La ligne SP représente le diamètre *minimum*; le point A, le centre de la tête; la ligne AB, l'axe du détroit supérieur; la ligne AF, la direction des tractions lorsque l'opérateur a les mains appliquées sur les manches du forceps. Le parallélogramme des forces ADMN, construit sur la figure 2, démontre que, la traction AM étant de 20 kilogrammes, le travail effectué sur la tête fœtale pour l'abaisser dans la direction de l'axe du bassin est égal à AD, c'est-à-dire est de 15 kilogrammes, tandis que la pression AN, subie par les organes maternels par le fait de l'opérateur est de 13 kilogrammes.

En supposant que dans la figure 2 la ligne AM représente une traction de 40 kilogrammes, la tête sera abaissée dans la direction AD avec une force de 30 kilogrammes, tandis que le pubis subira une pression dangereuse AN de 26 kilogrammes. La pression qui vient échouer contre le pubis deviendrait plus dangereuse encore si les tractions faites sur les manches du forceps dépassaient 40 kilogrammes.

Personne, je pense, n'élèvera de doute sur la décomposition de la traction AM (fig. 1 et 2) en deux forces, AD et AN, dont la première est utile; la seconde, nuisible. J'aurais pu cependant user d'un autre mode de démonstration et dire : Que l'on suppose le centre de la tête, A, tiré par les deux forces AD et AN, la résultante de ces forces sera représentée par AM; que l'on suppose encore que la ligne AD représente 17 kilogrammes de traction (fig. 1), que la ligne AN représente une autre traction de 10 kilogrammes, et la résultante de ces deux forces, AD et AN, entraînera la tête dans la direction AM (fig. 1) avec une force de 20 kilogrammes. — C'est précisément ce que j'ai dit en d'autres termes dans les pages 3, 4 et 5.

On remarquera, en comparant les figures 1 et 2, que la traction AF s'écarte moins de l'axe du bassin et qu'elle est, par conséquent, moins défectueuse dans la figure 1 que dans la figure 2. On voit donc qu'au-dessus du détroit supérieur la direction des tractions est moins mauvaise qu'au niveau même de ce détroit. Cette différence méritait d'être signalée.

Les accoucheurs ont si bien compris l'influence nuisible de la mauvaise direction des tractions faites avec les forceps courbes actuels, qu'ils s'efforcent de porter les branches de l'instrument aussi en arrière que possible; mais ils s'exposent ainsi à déchirer le périnée en le déprimant trop fortement.

Je supposerai maintenant la tête du fœtus descendue au niveau du détroit inférieur ou arrivée à l'orifice vulvaire. Je supposerai encore que la tête est régulièrement saisie par le forceps (voyez fig. 3), c'est-à-dire d'une oreille

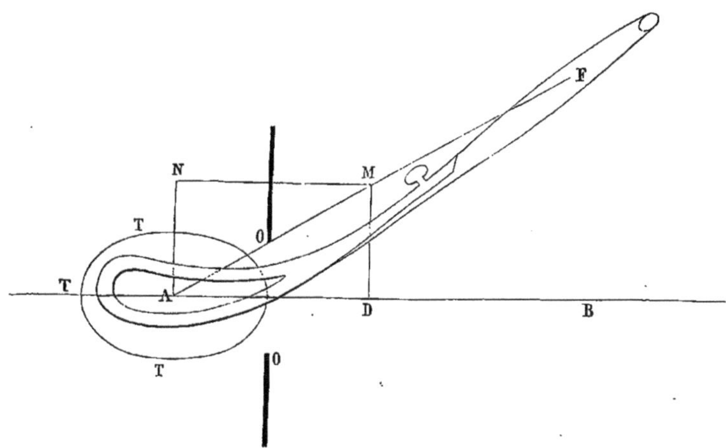

Fig. 3. — Schéma d'un forceps ordinaire régulièrement appliqué au détroit inférieur ou à l'orifice vulvaire ; la direction des tractions est loin de s'y confondre avec l'axe de l'ouverture à franchir.

AB. Axe de l'ouverture à franchir. — AF. Direction des tractions. — ADMN. Parallélogramme des forces. — OO. Bords de l'ouverture à franchir. — A. Centre de la tête fœtale. — T. Tête fœtale.

à l'autre, et de telle sorte que l'axe longitudinal de l'espace compris entre les deux cuillers se confonde avec le grand axe de l'ovoïde décrit par la tête fœtale. Dans la figure 3, les bords de l'ouverture à franchir, détroit inférieur ou orifice vulvaire, sont représentés par les barres OO ; T indique la tête du fœtus. L'axe de l'ouverture est dirigé suivant AB ; les tractions faites par l'opérateur sont représentées par AF. Il faudrait entraîner la tête dans la direction AB et on la tire suivant AF. En construisant le parallélogramme des forces ADMN, et en en mesurant les côtés et la bissectrice, on voit la traction AM, que je supposerai de 20 kilogrammes, se décomposer en deux forces : l'une AD, équivalant à 17 kilogrammes et entraînant la tête suivant l'axe de l'ouverture à franchir ;

l'autre AN, allant se perdre contre les organes maternels auxquels elle fait subir une pression nuisible de 10 kilogrammes. Ici donc, c'est-à-dire au détroit inférieur et à l'orifice vulvaire, les tractions sont encore défectueuses, et c'est ce que je voulais démontrer ; mais on ne remarquera pas sans étonnement que ces tractions sont aussi mal dirigées au détroit inférieur et à l'orifice vulvaire qu'au-dessus du détroit supérieur, ainsi qu'on peut le constater en comparant le parallélogramme des forces de la figure 3 à celui de la figure 1. Ce résultat inattendu s'explique par la forme même du forceps.

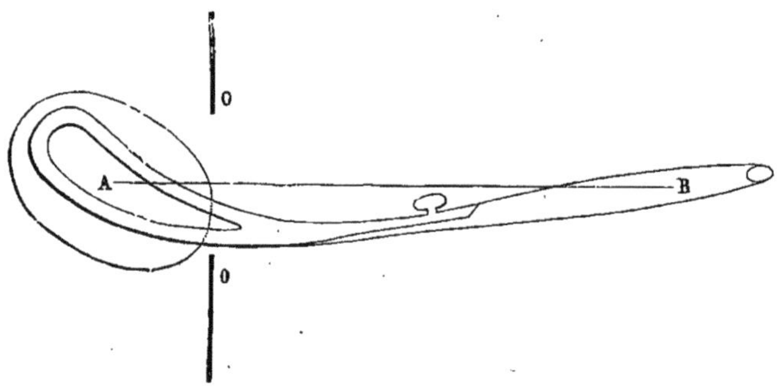

Fig. 4. — Forceps ordinaire régulièrement appliqué au détroit inférieur ou à l'orifice vulvaire ; la direction des tractions s'y confond avec l'axe de l'ouverture à franchir, mais la tête se présente obliquement à l'ouverture qu'elle doit traverser (figure schématique).

AB. Ligne représentant en même temps l'axe de l'ouverture à franchir et la direction des tractions. — OO. Bords de l'ouverture à franchir. — A. Centre de la tête fœtale.

On m'objectera sans doute qu'au détroit inférieur et à l'orifice vulvaire on peut à la rigueur diriger les tractions suivant l'axe de l'ouverture à franchir. On le peut, en effet, et c'est ce que j'ai représenté dans la figure 4. Les lettres OO indiquent les bords de l'ouverture à franchir ; AB représentent en même temps l'axe de cette ouverture et la direction des tractions. En tirant sur le manche du forceps suivant AB, on entraîne, il est vrai, la tête T dans la direction même de l'axe de l'ouverture ; mais si la tête a été régulièrement et solidement saisie, celle-ci et les cuillers qui l'enserrent tendent à franchir l'ouverture dans une direction oblique (voyez fig. 4), ce qui serait dangereux pour l'intégrité des parties molles de la mère, car elles seraient exposées à se déchirer, par suite de la distension exagérée qu'elles seraient obligées de subir pour laisser passer la tête et les cuillers qui sortiraient en gardant cette direction oblique.

Au détroit inférieur et même à l'orifice vulvaire, l'opérateur qui se sert du forceps courbe est donc acculé à l'une des deux alternatives suivantes : ou se résigner à ne pas tirer suivant l'axe de l'ouverture à franchir, ou maintenir la tête et les cuillers de l'instrument dans une direction oblique par rapport à l'axe de cette ouverture, ce qui est également fâcheux. Avec un forceps droit, on n'aurait pas les mêmes inconvénients ; aussi les accoucheurs qui, au détroit inférieur et à l'orifice vulvaire, préfèrent ce dernier instrument au forceps courbe ont parfaitement raison.

Les défenseurs du forceps ordinaire objecteront encore qu'au détroit inférieur et à l'orifice vulvaire, ils peuvent placer leurs mains de telle sorte que l'une d'elles fait des tractions sur les manches du forceps, tandis que l'autre est appliquée sur l'articulation des branches de l'instrument et exerce en ce point une pression dirigée de haut en bas ; que la direction de la résultante des forces produites par les deux mains peut se confondre avec l'axe de l'ouverture à franchir. Je ne nierai pas l'utilité possible de la manœuvre en question, mais avec elle on procède empiriquement, on agit au hasard ou par tâtonnements, et il est bien certain que la résultante obtenue n'a jamais la direction exacte de l'axe du bassin ; je le démontrerai expérimentalement quand on voudra. Avec cette manœuvre, si la tête s'avance en suivant l'axe de l'ouverture qu'elle traverse, c'est qu'elle est guidée par la résistance des parties maternelles, malgré les tractions qui l'entraînent dans une autre direction et malgré les tâtonnements de l'opérateur. Enfin, avec cette manœuvre, il est impossible de faire des tractions aussi énergiques qu'en tirant directement sur les manches du forceps avec les deux mains.

Je ferai les mêmes objections à propos d'une autre manœuvre qui consiste à fixer les manches du forceps avec l'une des mains, tandis que l'autre main est appliquée au niveau de l'articulation sur laquelle elle appuie. De plus, le forceps est ici transformé en un levier interpuissant, et si la tête n'est pas solidement saisie, les cuillers peuvent glisser brusquement en arrière et déchirer le périnée.

Veut-on une preuve clinique de l'inefficacité ou des inconvénients de toutes ces manœuvres, par lesquelles on s'efforce de ramener les tractions dans l'axe des voies génitales, lorsque la tête est à l'orifice vulvaire ? C'est que la plupart des accoucheurs conseillent, pour faciliter le dégagement de la tête, de relever l'instrument au-devant de la symphyse pubienne et de le coucher, pour ainsi dire, sur le ventre de la femme. Il est évident qu'avec une pareille direction le forceps ne tire pas dans l'axe de l'orifice vulvaire, et qu'il n'agit plus comme instrument de traction. Le forceps est alors transformé en un levier qui prend son point d'appui sur les branches ischio-pubiennes, tandis que la puissance est appliquée à l'extrémité du manche et la résistance au centre des cuillers et de la tête. C'est là une manœuvre commode pour l'accoucheur, mais douloureuse pour la femme et menaçante pour le périnée qui est déprimé par l'extrémité des cuillers, lorsque celles-ci ne font pas corps avec la tête fœtale.

De ce qui précède on doit conclure qu'avec le forceps ordinaire, celui de Levret, celui qui est entre les mains de tous les médecins, que ses branches soient croisées ou parallèles, que sa courbure pelvienne soit plus ou moins prononcée, on ne peut jamais faire des tractions suivant l'axe du canal pelvi-génital, quelle que soit d'ailleurs la hauteur à laquelle la tête fœtale est placée : détroit supérieur, excavation, détroit inférieur, orifice vulvaire. La mauvaise direction des tractions est inhérente à la forme même du forceps, et elle est aggravée par la présence du périnée, lorsque la tête est au niveau du détroit supérieur.

Il est cependant possible de construire un forceps qui permette de toujours tirer suivant l'axe du bassin; mais pour cela il faut donner à l'instrument une courbure particulière que je décrirai plus loin (voyez fig. 22 et 32).

II

Dans les accouchements naturels, la tête de l'enfant, en parcourant les voies génitales depuis le détroit supérieur jusqu'à l'orifice vulvaire, change à chaque instant de direction et, grâce à cette mobilité, décrit une courbe qui se confond avec la ligne centrale du bassin.

La tête décrirait la même courbe si, le forceps étant appliqué, la femme accouchait spontanément, sans que l'opérateur eût besoin d'exercer aucune traction, ainsi qu'on l'observe dans certains cas où l'introduction des branches de l'instrument réveille les contractions utérines, et les excite suffisamment pour qu'elles puissent achever seules l'expulsion du fœtus. Dans ces

cas, l'extrémité des manches du forceps parcourt au dehors du bassin un
trajet représenté par la ligne FMNF'. En effet, dans l'hypothèse qui précède,

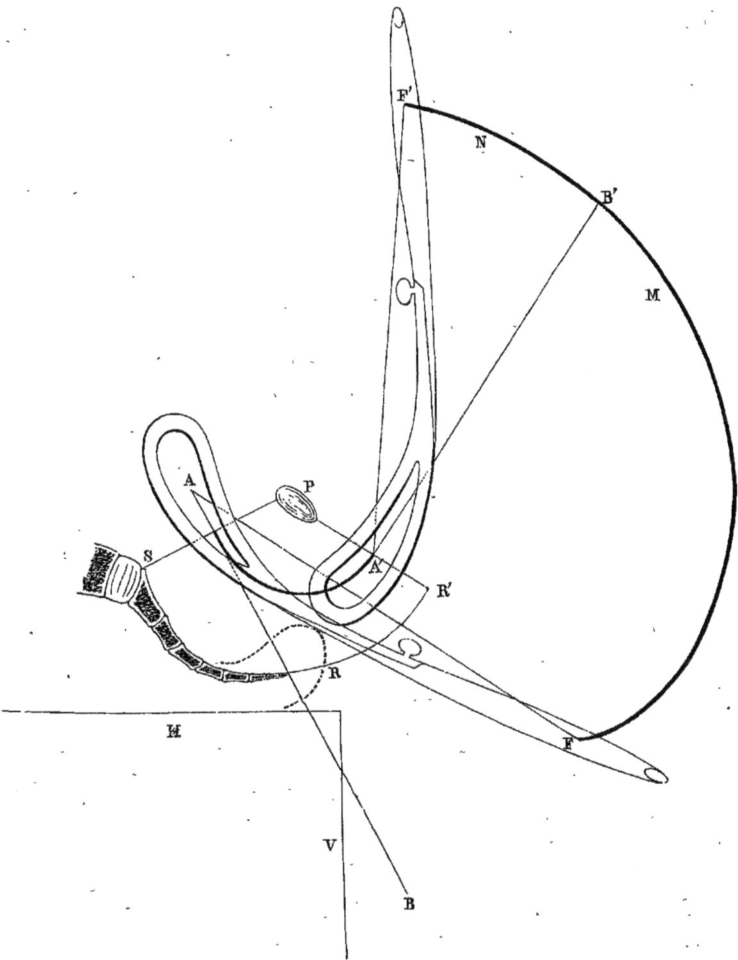

FIG. 5. — Courbe extérieure décrite par le forceps lorsque la tête suit exactement
la filière pelvienne.

SP. Diamètre sacro-pubien minimum. — AB. Axe du détroit supérieur. — A'B'. Axe de l'orifice vulvaire. — AF. Direction des tractions lorsque le forceps est appliqué au-dessus du détroit supérieur. —

la tête fœtale et le forceps sont intimement unis et ne forment plus, en quelque sorte, qu'un seul et même corps ; aussi tous les mouvements exécutés par la tête sont infailliblement transmis au forceps (voyez fig. 5).

La tête conserve encore la même mobilité, et l'extrémité du forceps décrit la même courbe quand les tractions sont faites avec des lacs passant par les fenêtres de l'instrument, ainsi que le pratiquait Joulin lorsqu'il se servait de son aide-forceps. C'est là un fait parfaitement mis en évidence par M. Chassagny, et constaté par tous les accoucheurs qui ont employé les tractions mécaniques pour terminer un accouchement, car on voit alors l'extrémité des manches du forceps décrire un trajet à peu près semblable à celui de la ligne FMNF".

On obtiendrait la même mobilité et on verrait l'extrémité des manches du forceps décrire la même courbe si, au lieu de passer des lacs dans les fenêtres de l'instrument, on tirait sur chacune des branches du forceps avec une tige métallique, se reliant au bord de la cuiller par une articulation mobile dans tous les sens. C'est là une disposition facile à réaliser (voir p. 26 et 27), et dans laquelle les tiges métalliques mobiles font l'office de lacs.

En résumé, dans une application de forceps, les tractions faites avec des lacs passant par les fenêtres de l'instrument ou des tiges métalliques ajustées sur les cuillers, dans un point rapproché du centre des fenêtres, laissent à la tête fœtale une mobilité qui lui permet de suivre la courbure du bassin presque avec autant de liberté que si l'accouchement était naturel. En est-il de même lorsque l'opérateur exerce des tractions en appliquant ses mains sur les manches du forceps ordinaire ? Assurément non. Ici la force employée pour terminer l'accouchement agit au bout d'un bras de levier dont la longueur est égale à celle du forceps. Aussi, dans ces conditions, la tête n'a plus la liberté de se mouvoir ; elle est obligée de suivre la direction bonne ou mauvaise qui lui est communiquée par les cuillers de l'instrument ; c'est là une violence contre laquelle elle proteste quelquefois à sa manière en tournant ou en basculant entre les cuillers du forceps, malgré l'opérateur. On dira, sans doute, qu'un accoucheur habile sait donner au forceps une direction qui imprime précisément à la tête de l'enfant un

A'F'. Direction des tractions lorsque la tête est arrivée à l'orifice vulvaire. — FMNF'. Courbe extérieure décrite par le point d'application de la force sur le manche du forceps. — A. Centre supposé de la tête lorsque le forceps est appliqué au-dessus du détroit supérieur. — A. Centre supposé de la tête arrivée à l'orifice vulvaire. — P. Pubis. — R. Périnée avant sa distension. — R'. Périnée distendu en forme de gouttière. — S. Promontoire. — H. Plan horizontal formé par le lit. — V. Plan vertical correspondant au bord du lit.

mouvement en rapport avec la courbure du bassin. Pour que cela fût vrai, il faudrait que les accoucheurs, tout en tirant sur le forceps, fissent exécuter à l'extrémité des manches de l'instrument un trajet strictement semblable à celui qui est représenté par les lettres FMNF', alors qu'ils n'ont pour guide que des règles anatomiques, toujours incertaines, puisque la conformation du bassin n'est pas toujours la même chez toutes les femmes. Un dessinateur de talent, avec le modèle sous les yeux et un crayon entre les doigts, aurait beaucoup de peine à reproduire exactement la ligne FMNF'; comment supposer qu'un accoucheur puisse être assez heureux pour y réussir avec le forceps, tout en opérant des tractions énergiques, ce qui augmente les difficultés, et sans autre guide que des notions anatomiques? On objectera encore que la tête fœtale, en progressant dans le bassin, communique son mouvement au forceps, et qu'avec une main expérimentée l'accoucheur sent nettement la direction que les manches du forceps tendent à prendre, et qu'il est ainsi averti du sens dans lequel il doit porter ses tractions pour les mettre en rapport avec les mouvements que la tête tend à exécuter. Je ne chercherai pas à amoindrir l'importance de cette objection qui repose sur une observation clinique parfaitement vraie; mais je ferai remarquer que la pression exercée sur la main de l'accoucheur par les manches du forceps accuse nécessairement une autre pression subie par le bassin, et je ne crois pas qu'un accoucheur, eût-il les mains très-sensibles, puisse sentir dans quel sens se dirigent les manches du forceps, à moins que ceux-ci ne pressent la main avec une force de 500 grammes au moins. Or un poids de 500 grammes suspendu à l'extrémité des manches du forceps fait subir aux tissus maternels une pression de plusieurs kilogrammes, parce qu'il agit à l'extrémité d'un bras de levier qui est représenté par toute la longueur des branches de l'instrument. On rencontre donc ici des effets de statique semblables à ceux qu'on observe dans un peson, sur lequel on place un poids plus ou moins loin du point de suspension.

Le forceps ordinaire a donc l'inconvénient de priver, en partie, la tête de la mobilité qui lui est nécessaire pour trouver la meilleure route à suivre pendant son expulsion; il y aurait, par conséquent, avantage à remplacer les tractions opérées sur les manches du forceps par des tractions faites à l'aide de lacs passant dans les fenêtres de l'instrument, ou de tiges métalliques ajustées sur les branches de préhension dans un point rapproché des cuillers, au moyen d'une articulation mobile dans tous les sens.

III

On ne saurait nier, sans commettre une hérésie scientifique, qu'il n'y ait une importance de premier ordre à donner aux tractions faites sur le forceps, la direction de l'axe du canal que la tête fœtale doit traverser. Mais cette direction, quelle est-elle sur le bassin de la femme qui accouche ? Un opérateur instruit le devine à peu près, mais nul ne le sait exactement. L'accoucheur est donc, pour ainsi dire, privé de boussole et réduit à orienter tant bien que mal la marche de son forceps d'après ses connaissances anatomiques.

La tête du fœtus en parcourant les voies génitales communique, il est vrai, au forceps une impulsion qui peut être perçue par la main de l'opérateur (voyez p. 12) ; mais cette sensation est un guide très-insuffisant pour bien diriger les tractions, car j'ai souvent vu les accoucheurs les plus expérimentés élever et abaisser tour à tour le forceps, parce qu'ils n'étaient pas certains de bien tirer et qu'ils étaient obligés de tâtonner longtemps avant de trouver la bonne direction, quand ils la trouvaient. Enfin cette sensation fait complétement défaut, lorsqu'on emploie les tractions mécaniques.

Il serait donc très-avantageux, surtout pour les jeunes accoucheurs, d'avoir un forceps muni d'une aiguille indicatrice qui pût guider l'opérateur et lui indiquer automatiquement, et à chaque instant, dans quel sens il doit diriger ses tractions. Un pareil perfectionnement n'est pas impossible à réaliser, et l'on verra plus loin comment je crois avoir réussi à doter le forceps de l'aiguille indicatrice dont je viens de parler (voyez p. 32 et 33).

IV

Les considérations qui précèdent m'autorisent à dire que le forceps ordinaire, malgré tous ses avantages, est imparfait, et qu'on doit lui faire les trois reproches suivants :

1° De ne jamais permettre à l'opérateur de tirer suivant l'axe du bassin ;

2° De ne pas laisser à la tête fœtale une mobilité suffisante pour qu'elle puisse suivre librement la courbure du bassin ;

3° De ne pas être pourvu d'une aiguille qui montre à l'accoucheur dans quel sens il faut diriger les tractions.

Pour mettre le forceps à l'abri des reproches que je viens de signaler, il faut lui donner les trois qualités que je vais énumérer. Ces qualités sont :

1° De permettre à l'opérateur de pouvoir toujours tirer suivant l'axe du bassin, quelle que soit la situation de la tête dans la filière pelvienne ;

2° De laisser à la tête fœtale assez de mobilité pour qu'elle puisse suivre librement la courbure du bassin ;

3° De présenter une aiguille indicatrice montrant à l'accoucheur la direction qu'il doit donner à ses tractions pour qu'elles soient irréprochables.

On verra plus loin que ces trois qualités sont possibles à réaliser.

V

Dans un Mémoire publié en 1860 et auquel je renvoie le lecteur (1), un accoucheur dont le monde scientifique déplore la mort récente, L.-J. Hubert (de Louvain), après avoir mathématiquement démontré les inconvénients graves qui résultent de ce que le forceps ordinaire n'est pas fait pour tirer dans l'axe du bassin, lorsque cet instrument est appliqué au détroit

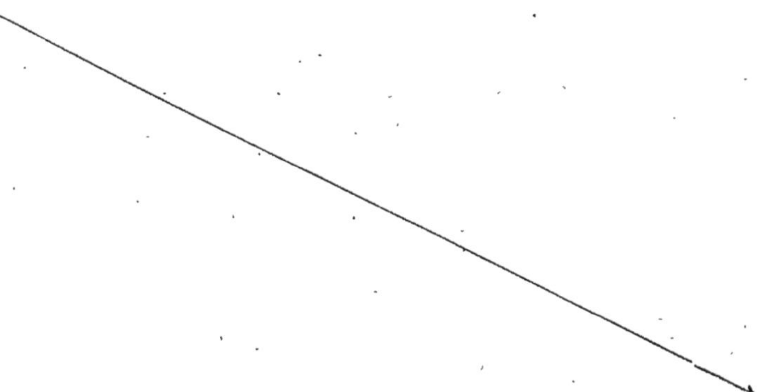

<hr>

(1) *Note sur l'équilibre du forceps et du levier*, par L.-J. Hubert. (*Mémoires de l'Académie royale de Belgique*, 1860.)

supérieur, propose de donner au forceps la courbure dessinée dans la
figure 6.

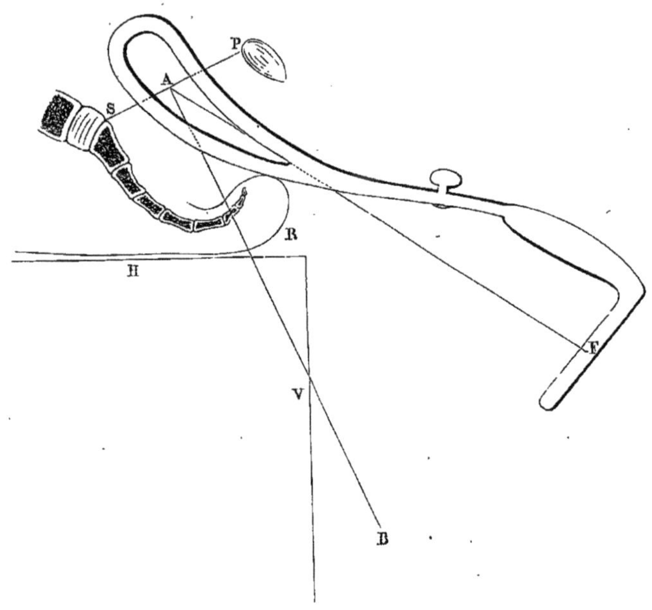

FIG. 6. — Premier forceps de L.-J. Hubert.

SP. Diamètre antéro-postérieur du détroit supérieur. — AB. Axe du détroit supérieur. — AF. Direction
des tractions. — A. Centre supposé de la tête. — P. Pubis. — R. Périnée. — S. Promontoire. — H. Plan
horizontal représenté par le lit. — V. Plan vertical représenté par le bord du lit.

La ligne AB représente l'axe du détroit supérieur; la ligne AF la direction
des tractions; A le centre de la tête fœtale, bien que celle-ci n'ait pas été
figurée; R le périnée. La direction des tractions AF y est à peu près parallèle
à la face postérieure du pubis, ainsi qu'Hubert le fait lui-même remarquer,
mais elle est loin de se confondre avec l'axe AB du détroit supérieur. Aussi ce

forceps, qui méritait cependant un meilleur sort, n'attira pas l'attention du public médical.

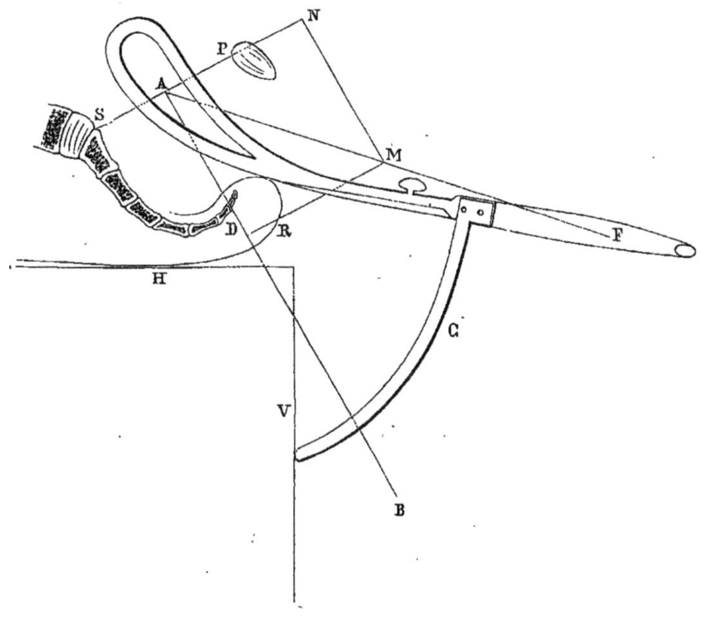

Fig. 7. — Deuxième forceps de L-.J. Hubert, appliqué au détroit supérieur.

SP. Diamètre sacro-pubien minimum. — AB. Axe du détroit supérieur. — AF. Direction des tractions faites sur les manches du forceps. — ADMN. Parallélogramme des forces. — A. Centre supposé de la tête fœtale. — C. Tige de traction ajoutée au forceps. — P. Pubis. — R. Périnée. — S. Promontoire. — H. Plan horizontal formé par le lit. — V. Plan vertical correspondant au bord du lit.

Plus tard, L.-J. Hubert modifia son premier forceps. Cette nouvelle modification (voyez fig. 7) est décrite et dessinée dans le traité d'accouchements (1) publié en 1866 par M. Hyernaux, tandis qu'il n'en est pas fait men-

(1) *Traité pratique de l'art des accouchements*, par L. Hyernaux, 1866.

tion dans le livre que MM. Hubert père et fils (1) firent paraître, en 1869, trois années après celui de M. Hyernaux. Le silence gardé par MM. Hubert est-il volontaire ou doit-il être considéré comme un simple oubli? Je l'ignore. Toujours est-il que la nouvelle modification apportée au forceps par Hubert père passa aussi inaperçue que la première, à tel point qu'elle est inconnue en France, et si peu répandue en Belgique, que dans un voyage que je fis dans ce pays en 1876 je ne trouvai aucun spécimen des forceps de Hubert chez les fabricants d'instruments de chirurgie ou les couteliers de Bruxelles, de Liége et même de Louvain où j'arrivai malheureusement pendant une absence du docteur Hubert fils. Je finis cependant par réussir à voir les deux forceps de Hubert père : le premier, à la Maternité de Louvain; le second, dans une vitrine du musée de Liége. J'ai même été assez heureux pour pouvoir en prendre les dessins que j'ai reproduits, au quart de la grandeur naturelle, dans les figures 6 et 7.

Le nouveau forceps de L.-J. Hubert se compose d'un forceps ordinaire sur lequel on adapte, quand on le veut, une longue tige d'acier C, en forme de clou, dont la tête s'engage entre les deux manches de l'instrument auxquels on la fixe par deux goupilles. En appliquant la main sur l'extrémité de la tige C, au point même où celle-ci est croisée par la ligne AB, qui représente l'axe du détroit supérieur, on peut tirer exactement suivant l'axe de ce détroit, et tout l'effort employé tend à abaisser la tête fœtale dans l'excavation pelvienne. Au contraire, si l'on appliquait les mains sur les manches du forceps, les tractions prendraient la direction AF et se décomposeraient en deux forces : l'une, AD, utile; l'autre, AN, nuisible. C'est ce qui ressort de l'examen du parallélogramme des forces ADMN.

L'avantage qui s'attache à l'innovation de L.-J. Hubert n'est pas contestable. Pourquoi donc le mérite de cette belle invention est-il resté enseveli dans l'indifférence ou l'oubli? J'en trouve plusieurs raisons principales :

1° Lorsque le forceps de Hubert saisit la tête au niveau du détroit supérieur, l'extrémité de la tige C vient toucher le plan vertical V (voyez fig. 7); aussi cette tige devient gênante lorsqu'on veut appliquer ce forceps au-dessus du détroit supérieur, et l'on est obligé de placer la femme de telle sorte que le bassin déborde fortement le bord du lit (voyez fig. 8), sans quoi l'extrémité de la tige C serait arrêtée par le plan vertical V. Mais dans cette

(1) *Cours d'accouchements professé à l'Université libre de Louvain*, par L.-J. Hubert, et publié par son fils Eug. Hubert. Louvain et Paris, 1869.

posture, le bassin de la femme repose incomplétement sur le lit et y trouve un point d'appui insuffisant pour la patiente, l'opérateur et ses aides.

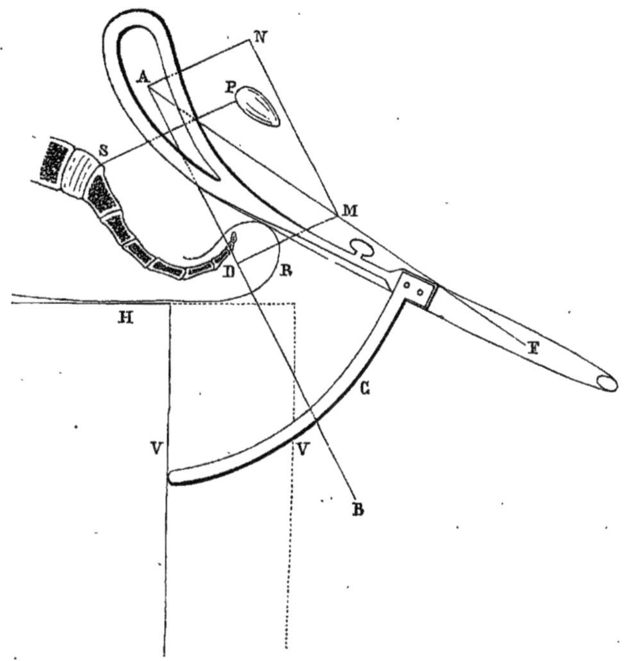

Fɪɢ. 8. — Deuxième forceps de L.-J. Hubert, appliqué au-dessus du détroit supérieur.

SP. Diamètre sacro-pubien minimum. — AB. Axe du détroit supérieur. — AF. Direction des tractions faites sur les manches du forceps. — ADMN. Parallélogramme des forces. — A. Centre supposé de la tête fœtale. — C. Tige de traction ajoutée au forceps. — P. Pubis. — R. Périnée. — S. Promontoire. — H. Plan horizontal formé par le lit. — V. Plan vertical correspondant au bord du lit lorsque le bassin repose sur lui dans les conditions ordinaires. — V′. Plan vertical du lit lorsque le bassin le déborde outre mesure.

2° L.-J. Hubert a eu le tort de penser qu'au-dessous du détroit supérieur le forceps ordinaire était irréprochable et que la tige C n'était utile qu'au niveau ou au-dessus de ce détroit. Voici, en effet, comment cet auteur (1) s'exprime :

« A. *Si le détroit supérieur est franchi*, le forceps doit être considéré
» comme remplissant toutes les conditions voulues, car il peut être placé et
» constamment maintenu sur la ligne centrale du bassin, de sorte qu'en tirant
» successivement d'après la courbe de cette ligne, la puissance se trouve tou-
» jours directement opposée à la résistance. Aussi les partisans les plus
» décidés du levier reconnaissent-ils, dans ce cas, la supériorité du forceps,
» du moins si la tête se présente par ses petits diamètres.

» B. *Si le détroit supérieur n'est pas franchi*, l'action du forceps ordinaire
» laisse toujours beaucoup à désirer, car il ne peut être placé dans l'axe de ce
» détroit, de sorte que la puissance n'est jamais opposée directement à la
» résistance et qu'elle se perd, en partie, en pression nuisible contre les os
» du bassin.

» Nous croyons avoir démontré que, dans ces conditions, ce qu'il y a de
» mieux à faire, c'est de saisir le forceps, non par ses crochets, comme on
» l'enseigne et comme on est trop tenté de le faire, mais aussi près que pos-
» sible de la vulve, pour tirer de là, d'après une ligne passant par le centre
» de la tête du fœtus.

» Toutefois, même ainsi dirigés, les efforts vont encore se décomposer en
» une force extractive directement opposée à la résistance, et en une force
» s'exerçant perpendiculairement sur la face postérieure du pubis.

» Cet inconvénient n'est que trop réel, et voici ce que nous proposons pour
» y remédier. »

Après avoir écrit les lignes qui précèdent, Hubert fait la description du forceps que j'ai représenté dans la figure 6 (voyez p. 15).

En lisant le passage que je viens de citer, les médecins ont cru, avec Hubert, que les modifications instrumentales proposées par cet accoucheur ne pouvaient être utilisées qu'au niveau du détroit supérieur ; ils ont donc continué à tirer sur les manches du forceps toutes les fois qu'ils appliquaient cet instrument au-dessous de ce détroit, c'est-à-dire dans l'immense majorité des cas. De tous les préceptes d'Hubert, ils ne retinrent que le conseil, fort judicieux d'ailleurs, de saisir le forceps près de l'articulation, et ils négligèrent

(1) *Cours d'accouchements*, par L.-J. Hubert et Eug. Hubert, tome II, pages 300 et 301. Louvain et Paris, 1869.

d'ajuster sur cet instrument la tige C, alors que la tête était arrêtée au niveau du détroit supérieur.

J'ai démontré, contrairement à L.-J. Hubert, que les tractions faites avec le forceps ordinaire ne sont jamais dirigées suivant l'axe du bassin, même au détroit inférieur et à l'orifice vulvaire (voyez p. 7). Pourquoi, dès lors, laisser aux manches de l'instrument une forme défectueuse (voyez fig. 7 et 8) qui le condamne à toujours mal tirer et qui autorise les médecins à ne rien changer aux tractions qu'ils ont l'habitude de faire avec le forceps ordinaire? On verra bientôt que j'ai cherché à éviter l'écueil qui a fait échouer Hubert et que j'ai donné aux manches du forceps une direction qui permet toujours à l'axe de l'instrument de coïncider avec l'axe du bassin (voyez p. 35 et 47).

3° Enfin le forceps d'Hubert ne laisse pas à la tête fœtale la mobilité qui lui est nécessaire pour suivre librement la courbure du bassin et ne présente pas d'aiguille indicatrice qui puisse guider l'accoucheur dans ses tractions.

VI

Le docteur Moralès a fait construire deux forceps : Le premier de ces instruments avait pour but de ménager l'intégrité du périnée, mais il ne permettait pas de tirer suivant l'axe du bassin; je ne crois donc pas utile de le décrire.

Le second forceps de Moralès est ainsi décrit par cet auteur (1) :

« Le nouvel instrument consiste en une pince dont la direction de la poi-
» gnée des branches est en ligne droite AB (voyez fig. 9) avec l'axe des cuil-
» lers. C'est le point essentiel de notre modification. Les cuillers, de la même
» forme que celles du forceps ordinaire, ont une longueur de 15 centimètres
» sur une largeur de 4 1/2 centimètres. Les branches se composent de deux
» parties, l'une SHP courbe, et l'autre PB droite. La première qui se dévie
» brusquement de la direction des cuillers a une longueur SP de 15 centi-

(1) Moralès, *Modification nouvelle au forceps* (*Journal de médecine de Bruxelles*, 1871).

» mètres et une hauteur HR de 4 centimètres, mesurée du sommet de la
» courbe à l'axe AB de l'instrument (voyez fig. 9). »

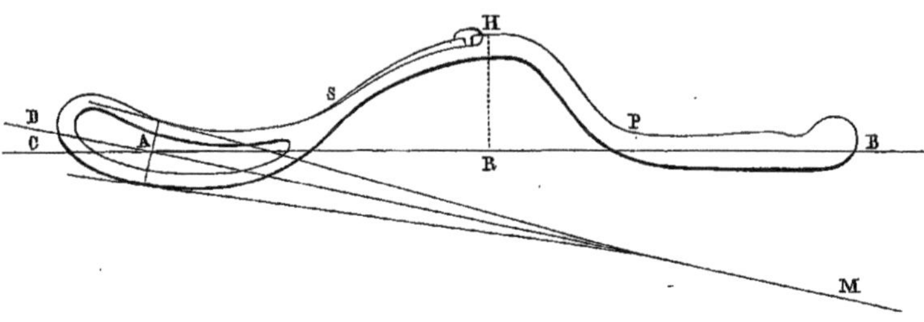

FIG. 9. — Forceps de Moralès.

CB. Axe des cuillers d'après Moralès. — DM. Axe réel des cuillers. — HR. Hauteur de l'instrument. —
SHP. Partie courbe des branches du forceps. — PB. Poignée. — A. Centre supposé de la tête fœtale.

Lè Mémoire du docteur Moralès est excellent, et cet accoucheur attribue
à son forceps deux avantages principaux, qui seraient : de permettre de tirer
suivant l'axe du bassin ; d'empêcher la compression et la déchirure du périnée.

Ce forceps est donc construit d'après des données très-bien conçues et
vise le même but que celui de Hubert, auquel il est supérieur ; néanmoins
il est presque inconnu et n'existe pour ainsi dire qu'à l'état de curiosité instru-
mentale. Je ne l'ai jamais vu appliquer. L'oubli dans lequel on a laissé ce
forceps s'explique difficilement ; peut-être, cependant, faut-il l'attribuer,
d'une part, à l'attachement du public médical à la croyance de l'infaillibilité
du forceps ordinaire ; d'autre part, aux imperfections que l'on peut encore
signaler dans l'instrument que je décris, malgré le progrès réel et incontes-
table qu'il a réalisé.

En effet, Moralès n'a pas complétement atteint le but qu'il s'était proposé,
et le forceps qu'il a imaginé n'est pas à l'abri de quelques reproches que
je vais énumérer :

1° La ligne CAB, considérée par Moralès comme constituant l'axe des
cuillers de son forceps et l'axe de son instrumènt, s'écarte notablement, à

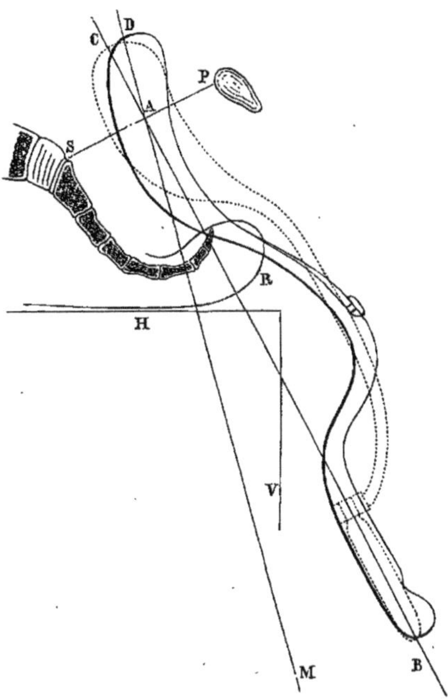

Fig. 10. — Forceps de Moralès appliqué au niveau du détroit supérieur.

AB. Axe du bassin. — CB. Axe des cuillers d'après Moralès. — DM. Axe réel des cuillers. — SP. Diamètre
antéro-postérieur minimum du détroit supérieur. — A. Centre de la tête. — P. Pubis. — R. Périnée. —
S. Promontoire.

mon avis, de l'axe réel des cuillers représenté par la ligne DM, bissectrice
de l'angle formé par les deux tangentes (fig. 9) qui viennent toucher les bords
de la cuiller le plus près possible du centre A supposé de la tête. Il résulte
de cela, que, dans l'application de ce forceps, la ligne de traction s'éloigne

de l'axe du bassin, dès que les cuillers sont régulièrement appliqueés et que leur axe coïncide avec celui de la tête fœtale. Avec ce forceps, on est donc obligé de mal saisir la tête, ou de mal diriger les tractions.

2° Dans la figure 10, j'ai représenté le forceps de Moralès appliqué au détroit supérieur, et l'on voit nettement, dans cette figure, que la partie inférieure des cuillers empiète sur le périnée assez largement pour que celui-ci soit déchiré, à moins qu'on n'écarte la ligne de traction de l'axe du bassin. Les cuillers du forceps de Moralès, semblables à celles du forceps ordinaire, ont évidemment une longueur trop considérable pour ne pas toucher le périnée et l'exposer à une déchirure quand les tractions sont bien dirigées. Cet instrument ne réalise donc pas le but que son inventeur s'était proposé.

Dans la même figure, j'ai représenté par une ligne pointillée la courbure d'un forceps que je décrirai plus loin; j'ai voulu faire voir ainsi que, pour ne pas toucher le périnée, le forceps doit avoir des cuillers plus courtes, et une courbure autre que celles du forceps de Moralès.

3° Enfin, ce dernier instrument ne laisse pas à la tête la mobilité qu'elle possède dans l'accouchement naturel; de plus, il est dépourvu d'aiguille indicatrice.

VII

Parmi les hommes qui ont fait progresser l'étude du forceps, il faut citer M. Chassagny (de Lyon), qui a été le promoteur des tractions mécaniques appliquées aux accouchements dans l'espèce humaine. M. Chassagny a fait construire un forceps particulier, à branches parallèles, dont les fenêtres sont traversées par une barre transversale qui passe à peu près au niveau du centre de la tête fœtale (voyez fig. 11). Sur chaque cuiller se trouve donc une barre transversale au milieu de laquelle l'opérateur fixe l'extrémité d'un lacs qui va s'attacher, par son autre extrémité, à un appareil mécanique appliqué au-devant des genoux de la femme qui accouche. Une vis met l'appareil en mouvement; les lacs se tendent, opèrent les tractions et substituent leur action à celle des mains de l'accoucheur.

Les lacs, en s'attachant sur les cuillers au niveau du centre de la tête, laissent à celle-ci une mobilité parfaite qui lui permet de suivre la courbure du bassin. C'est là un avantage considérable que le forceps de M. Chassagny réalise mieux qu'aucun autre instrument. Mais ces lacs, en allant des cuillers

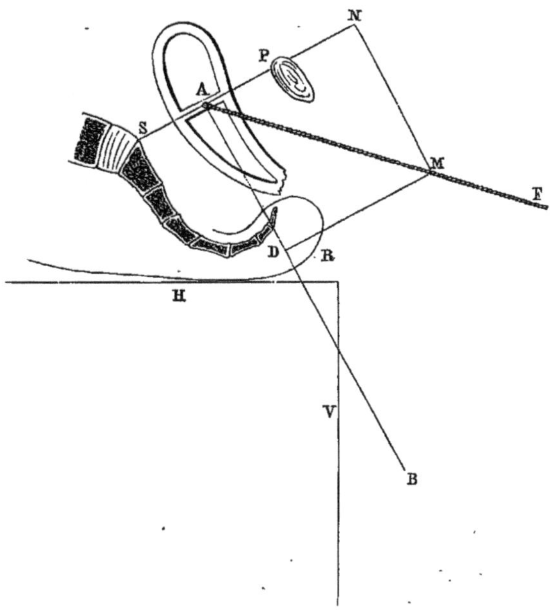

Fig. 11. — Forceps de Chassagny.

PS. Diamètre sacro-pubien minimum. — AB. Axe du détroit supérieur. — AF. Direction des tractions faites avec les lacs de M. Chassagny. — ADMN. Parallélogramme des forces. — A. Centre supposé de la tête fœtale. — P. Pubis. — R. Périnée. — S. Promontoire. — H. Plan horizontal formé par le lit. — V. Plan vertical correspondant au bord du lit.

à l'appareil mécanique fixé au-devant des genoux de la femme, font avec l'axe du détroit supérieur un angle de 45 degrés. C'est là un inconvénient grave dont M. Chassagny ne paraît pas avoir compris toute l'importance. Voici, en effet, ce que dit cet auteur (1) :

(1) Chassagny, *Méthode des tractions soutenues. Le forceps considéré comme agent de préhension et de traction. Preuves expérimentales*, Paris, 1872.

« Suivant la judicieuse observation de M. Bailly, avec la traction mé-
» canique, les points de l'application de la force sont invariables, tandis
» que la direction de cette force doit varier à chaque instant, au fur et
» à mesure de la progression de la tête dans le canal courbe qu'elle parcourt;
» si donc je parvenais, dès le début de l'opération à donner à ma traction
» une direction irréprochable, cette direction ne tarderait pas à devenir
» vicieuse, et à le devenir d'autant plus, que l'accouchement progresserait
» davantage; à tel point qu'à la fin de la manœuvre la ligne de traction ferait
» avec la ligne de direction, c'est-à-dire avec l'axe du dernier plan du canal
» pelvien, un angle presque droit.

» En adoptant les genoux comme point d'appui, j'ai évité cet écueil, j'ai
» établi une moyenne; si ma direction est un peu vicieuse au début de l'opé-
» ration, elle se rectifie et devient irréprochable au milieu, pour redevenir
» légèrement vicieuse, en sens inverse, à la fin. Mais, dans toutes les posi-
» tions, la ligne de traction ne fait jamais avec la ligne de direction un angle
» de plus de 45 degrés, ce qui ne constitue qu'une insignifiante excentricité,
» surtout lorsque la force est insérée au centre de la tête (1). »

Je suis en désaccord complet avec M. Chassagny, et il me sera facile de
démontrer que les tractions sont très-défectueuses lorsqu'elles font un
angle de 45 degrés avec l'axe du bassin.

La figure 11 représente le forceps de M. Chassagny, appliqué au détroit
supérieur. Les lacs en allant du centre des cuillers aux genoux de la femme
suivent la direction AF qui fait un angle de 45 degrés, ainsi que l'indique
M. Chassagny, avec l'axe du bassin AB. Ces lacs ont beau être appliqués au
centre de la tête, ils n'en suivent pas moins une mauvaise direction, et si je
représente la force, avec laquelle ils sont tendus, par la ligne AM, je vois en
construisant le parallélogramme ADMN, que cette force se décompose en
deux autres : AD, dont l'effet est utile; AN, dont l'effet est nuisible et déter-
mine une compression sur le pubis. En supposant une traction de 60 kilogrammes représentée par la ligne AM, la tête sera entraînée dans l'axe du
bassin avec une force de 42 kilogrammes seulement, tandis que le pubis
subira aussi une compression de 42 kilogrammes; en effet, la ligne AD est ici
égale à la ligne AN, et chacune de ces deux lignes comparée à la bissectrice
AM offre avec cette dernière un rapport de longueur qui est exprimé par les
chiffres 42 et 60, ainsi qu'on peut s'en assurer en mesurant le parallélo-

(1) Chassagny, *loc. cit.*, pages 237 et 238.

gramme des forces ADMN. C'est là une démonstration rigoureuse qui me fait dire qu'au point de vue de leur direction les tractions faites avec l'appareil de M. Chassagny sont plus défectueuses que celles que j'ai précédemment étudiées dans les figures 1, 2, 3, 4, relatives au forceps ordinaire.

Les tractions faites avec les lacs recommandés par M. Chassagny ont donc le grand avantage de laisser à la tête une mobilité complète qui lui permet de suivre la courbure du bassin; mais l'appareil de cet accoucheur a le défaut grave de donner aux tractions une direction vicieuse qui fait subir au pubis une compression considérable. De plus cet appareil est absolument dépouvu d'aiguille indicatrice qui puisse guider l'opérateur dans la direction de ses tractions, puisque celles-ci sont invariables; on y voit, il est vrai, pendant une application de forceps, ce dernier instrument se relever progressivement et décrire une courbe extérieure, à mesure que la tête descend dans le bassin; mais ce mouvement est lettre morte pour M. Chassagny. Je dirai bientôt que j'ai, au contraire, utilisé cette courbe et que je m'en suis servi pour m'aider à constituer l'aiguille indicatrice dont j'ai déjà parlé à plusieurs reprises.

VIII

Dans un pli cacheté, déposé à l'Académie de médecine de Paris en 1875, j'ai décrit un forceps qui réunit les trois qualités énoncées plus haut et qui sont : de permettre à l'accoucheur de tirer suivant l'axe de la filière pelvienne; de laisser à la tête une mobilité presque aussi grande que dans l'accouchement naturel; de présenter une aiguille indicatrice.

Le forceps que je propose et que j'ai présenté à l'Académie de médecine, dans la séance du 23 janvier 1877, se compose de deux branches de préhension AA, et de deux tiges de traction BB (fig. 12). Celles-ci s'implantent dans une poignée transversale dont la coupe est représentée en C. Chacune des branches de préhension AA et des tiges de traction BB présente une partie articulaire Z et Z'.

Dans la figure 13, les branches de préhension SS sont réunies aux tiges de traction II par une articulation mobile Z dans tous les sens. On remarquera que les branches de préhension SS sont croisées et articulées entre elles, en P, comme dans le forceps ordinaire, tandis que les tiges de traction II sont parallèles comme dans le forceps de Thenance.

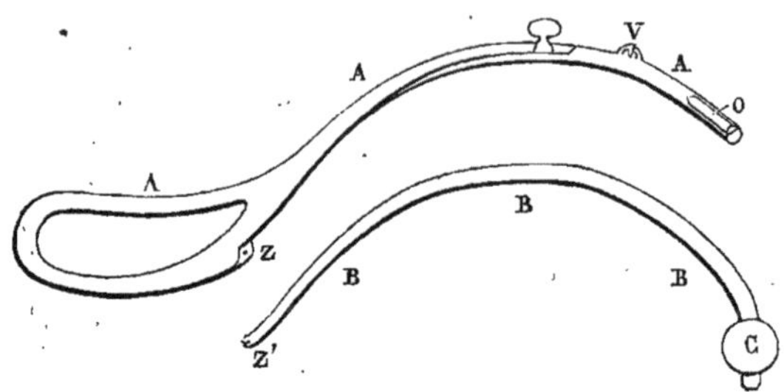

Fig. 12. — Branches de préhension et tiges de traction du nouveau forceps, vues séparément.

AAA. Branche de préhension. — BBB. Tige de traction. — C. Coupe de la poignée dans laquelle s'implantent les tiges de traction. — O. Oreille analogue à celle du forceps de Stoltz, pouvant s'abaisser ou s'élever à volonté. — V. Vis de pression. — Z. Partie articulaire de la branche de préhension, destinée à recevoir le crochet de la tige de traction. — Z'. Crochet de la tige de traction destiné à s'articuler avec la branche de préhension.

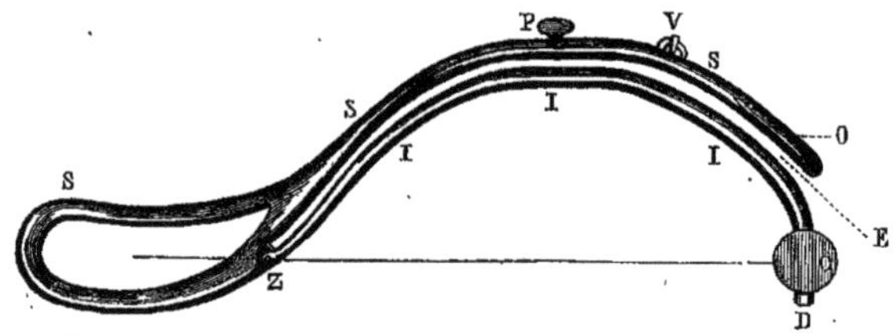

Fig. 13. — Nouveau forceps, vu de profil.

SSS. Branches de préhension. — III. Tiges de traction. — C. Coupe de la poignée dans laquelle s'implantent les tiges de traction. — D. Extrémité des tiges de traction débordant en bas la poignée. — E. Espace de 1 centimètre environ séparant les branches de préhension des tiges de traction. — O. Oreille analogue à celle du forceps de Stoltz, pouvant s'abaisser ou s'élever à volonté. — V. Vis de pression allant d'une branche de préhension à l'autre. — P. Pivot de l'articulation des branches de préhension. — Z. Articulation de la tige de traction avec la branche de préhension.

La figure 14 représente le même forceps vu de trois quarts ; mais les branches de préhension y ont été écartées des tiges de traction pour mieux faire voir la disposition respective de ces branches et de ces tiges.

Dans la figure 15, le même forceps est encore vu de trois quarts, mais les

branches de préhension èt les tiges de traction y sont presque en contact. La
poignée dans laquelle s'implantent les deux tiges de traction est représentée

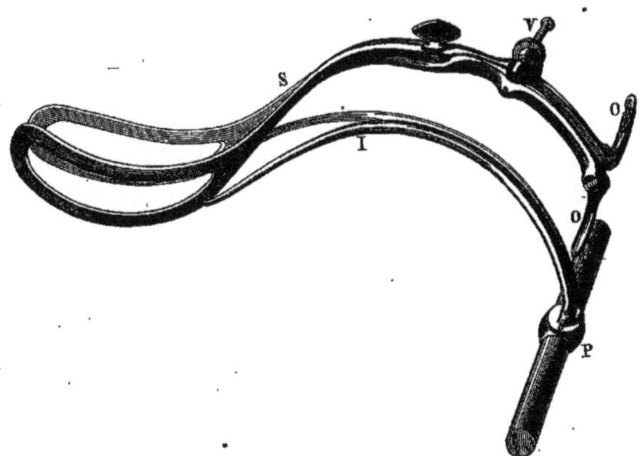

FIG. 14. — Même forceps, vu de trois quarts. Les branches de préhension sont à dessein écartées
des tiges de traction pour mieux faire voir la disposition de l'instrument.

I. Tiges de traction. — S. Branches de préhension. — OO. Oreilles abaissées. — P. Poignée. — V. Vis
de pression.

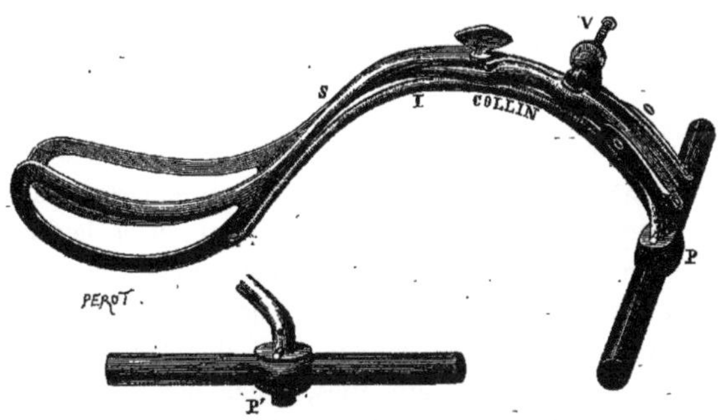

FIG. 15. — Même forceps, vu de trois quarts.

S. Branches de préhension. — I. Tiges de traction. — O. Oreille pouvant s'élever ou s'abaisser. —
P. Poignée dans laquelle s'implantent les tiges de traction. — P'. Même poignée vue à part.

à part, en P; elle est disposée de telle sorte qu'elle peut pivoter autour de
l'extrémité des tiges de traction qui traversent cette poignée.

Quand on veut appliquer ce forceps, on commence par accoupler chacune des branches de préhension avec la tige correspondante de traction; ce qui se fait avec une très-grande facilité, au moyen d'un simple crochet. On procède ensuite à l'introduction des branches de l'instrument d'après les règles ordinaires du manuel opératoire; seulement la main qui a saisi l'instrument tient en même temps une branche de préhension et sa tige de traction (fig. 16), tandis que l'autre main guide la cuiller dans l'intérieur des parties maternelles. Dans ce temps de l'opération, la branche de préhension est si bien accolée à la tige de traction, que l'introduction de l'instrument est aussi facile qu'avec le forceps ordinaire.

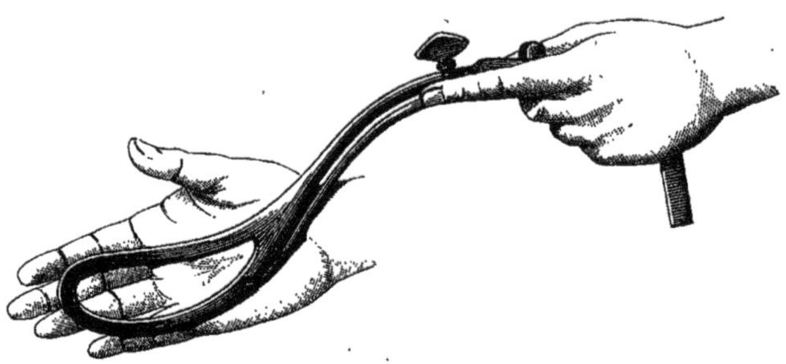

Fig. 16. — Introduction de l'une des branches de préhension accolée à sa tige de traction.

Une fois l'instrument introduit, on croise les branches et les tiges correspondantes; mais avant d'articuler les branches de préhension entre elles, on saisit avec la main gauche la tige droite de traction, et on la fait passer de gauche à droite par-dessus le pivot, puis on l'abandonne à elle-même. Cette tige de traction tombe alors par son propre poids dans la direction indiquée par la flèche (voyez fig. 17). — L'articulation est alors faite d'après les règles ordinaires; si on éprouve quelques difficultés, la main pour les surmonter prend un point d'appui sur les oreilles O, indiquées dans les figures 12, 13, 14; ces oreilles peuvent être relevées ou abaissées à volonté et ressemblent beaucoup à celles que le professeur Stoltz a fait ajouter à son forceps. — Lorsque l'instrument est articulé, les branches de préhension se trouvent croisées, tandis que les tiges de traction sont parallèles. — Pour donner aux cuillers une prise solide sur la tête, il faut, à ce moment, rapprocher avec les mains les extrémités des branches de préhension et excercer sur elles une pression modérée. Une vis allant d'une branche de préhension à l'autre maintient les cuillers serrées sur la tête ; mais il suffit de faire tourner l'écrou de cette vis, jusqu'à ce qu'il soit en contact avec la branche de l'instrument contre laquelle il vient buter, sans chercher à le serrer avec force, ce qui serait au moins inutile.—Dès lors, il ne reste plus qu'à engager l'extrémité des deux

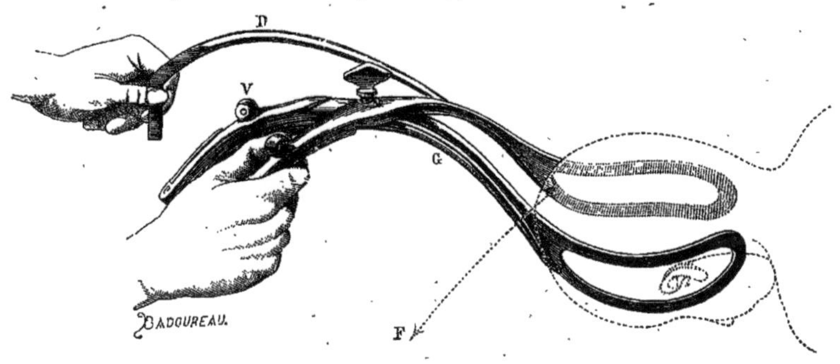

. Fig. 17. — Articulation des branches de préhension.

D. Tige de traction attenant à la branche droite du forceps. — G. Branche gauche et tige gauche de traction. — F. Flèche indiquant la direction que prendra la tige D lorsqu'elle sera abandonnée à son propre poids. — V. Vis de pression.

tiges de traction dans la poignée P, qui sera saisie par les mains de l'opérateur et sur laquelle on tirera au moment de l'extraction (voyez fig. 15).

Dans la figure 18, on voit le profil du même forceps appliqué au-dessus du détroit supérieur. L'axe AB de ce détroit coïncide exactement avec la direction des tractions représentée aussi par AB, et l'intervalle qui existe entre les branches de préhension Y et les tiges de traction Z est de 1 centimètre environ.

La figure 19 représente encore le profil du même forceps. L'espace E, qui sépare les branches de préhension et les tiges de traction, est ici beaucoup plus grand que dans la figure 18. Cela tient à ce que les tractions ZB' sont dirigées trop bas et s'écartent de l'axe de l'instrument AZB, et cet axe, dans une opération bien faite, doit coïncider avec l'axe du bassin.

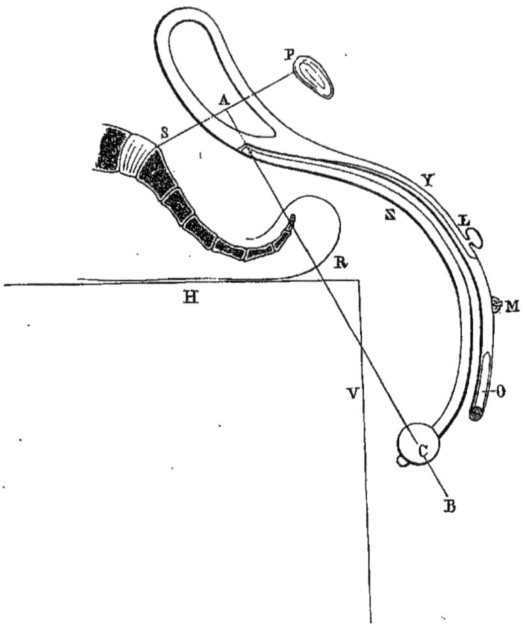

FIG. 18. — Nouveau forceps appliqué au-dessus du détroit supérieur, vu de profil.

SP. Diamètre sacro-pubien minimum. — AB. Axe du détroit supérieur. Cette ligne représente en même temps la direction des tractions. — A. Centre supposé de la tête. — C. Coupe de la poignée dans laquelle s'implantent les tiges de traction. — H. Plan horizontal formé par le lit. — L. Pivot de l'articulation des branches de préhension. — M. Vis de pression. — O. Oreille analogue à celle du forceps de Stoltz, pouvant s'élever ou s'abaisser à volonté. — P. Pubis. — R. Périnée. — S. Promontoire. — V. Plan vertical correspondant au bord du lit. — Y. Branche de préhension. — Z. Tige de traction.

Dans la figure 20, le forceps est supposé appliqué sur la tête fœtale; les bords de l'ouverture à franchir sont indiqués par les lettres OO. Il faudrait tirer suivant la ligne AB, qui indique l'axe de l'ouverture que la tête doit traverser; mais les tractions sont faites dans une direction défectueuse ZF, et le grand écartement qui existe entre les branches de préhension SS et les tiges de traction II, avertit l'opérateur qu'il tire mal. Que faut-il faire

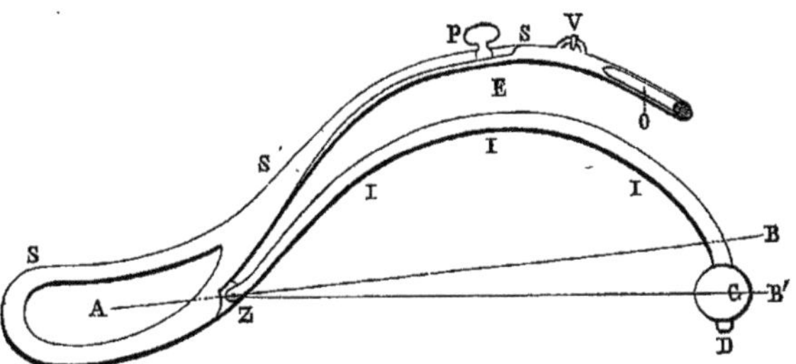

Fig. 19. — Même forceps, avec écartement des branches de préhension et des tiges de traction.

SSS. Branches de préhension. — III. Tiges de traction. — AB. Axe de l'instrument lorsque les tractions sont bien dirigées. — ZB'. Direction des tractions mal dirigées. — A. Centre des cuillers. — C. Coupe de la poignée dans laquelle s'implantent les tiges de traction. — D. Extrémité des tiges de traction débordant en bas la poignée. — O. Oreille analogue à celle du forceps de Stoltz, pouvant s'abaisser où s'élever à volonté. — P. Pivot de l'articulation des branches de préhension. — V. Vis de pression allant d'une branche de préhension à l'autre. — Z. Articulation de la tige de traction avec la branche de préhension.

pour rendre aux tractions une direction irréprochable? Relever la poignée C,

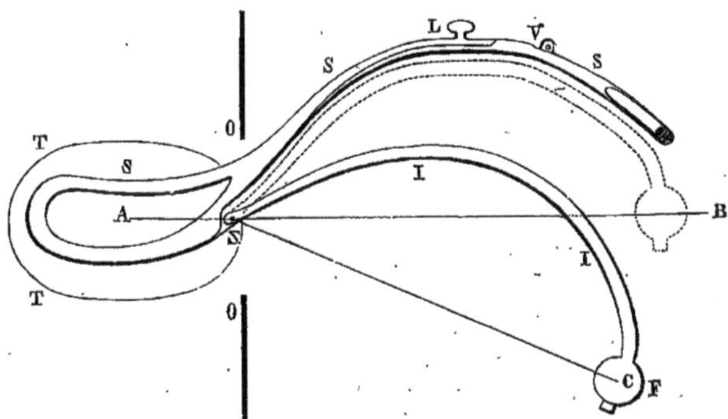

Fig. 20. — Autre profil du même forceps (figure schématique).

SSS. Branches de préhension. — II. Tiges de traction. — TT. Tête fœtale. — OO. Bords de l'ouverture que la tête doit franchir. — AB. Axe de l'ouverture que la tête doit franchir. — ZF. Ligne des tractions mal dirigées. — A. Centre supposé de la tête. — C. Coupe de la poignée dans laquelle s'implantent les tiges de traction. — L. Pivot de l'articulation des branches de préhension. — V. Vis de pression.

jusqu'à ce que la ligne de traction coïncide avec l'axe AB, et que les tiges de traction aient pris la situation indiquée, dans la figure 20, par les lignes ponctuées.

Les tiges de traction, unies aux branches de préhension par une articulation mobile dans tous les sens et peu éloignée du centre des cuillers, laissent à la tête la liberté de suivre la courbure du bassin; aussi cette tête change à chaque instant de direction et communique son mouvement aux branches de préhension SS, qui, à chaque instant, s'éloignent des branches de traction II. Ces branches de préhension jouent donc ici (voyez fig. 20) le rôle d'une véritable aiguille indicatrice, puisque l'opérateur pour bien diriger ses tractions, n'a qu'à suivre les oscillations des branches de préhension et maintenir entre ces branches et les tiges de traction un intervalle de 1 centimètre environ. Quand on tire trop bas, cet intervalle augmente; quand on tire trop haut, les branches de préhension et les tiges de traction se touchent, ce qu'il faut éviter.

Avec des tractions bien dirigées, le point B décrira le trajet indiqué dans la figure 21 par les lettres BFMNB'. On remarquera que dans ce trajet la ligne BF est droite et située dans le prolongement de l'axe du bassin. Cela tient à ce que le centre de la tête fœtale d'abord placé au-dessus du détroit supérieur, en A, descend en ligne droite jusqu'au niveau de ce détroit. La ligne BF est droite, parce que l'instrument peut descendre et suivre l'axe du bassin, du moins sur une certaine longueur, sans toucher le périnée. C'est là une particularité que le nouveau forceps doit à la brièveté de ses cuillers et à sa courbure spéciale (voyez fig. 21). Avec le forceps ordinaire, celui de Hubert et celui de Moralès, dont les cuillers sont démesurément longues et touchent le périnée au début même de l'opération, les manches de l'instrument décrivent un trajet curviligne dès le commencement des tractions (voyez fig. 5, p. 10).

En regardant la figure 21, on remarquera que la partie la plus élevée du bord inférieur des tiges de traction passe loin de l'axe du bassin et du périnée; aussi je pense qu'on pourrait, avec avantage, abaisser de 2 ou 3 centimètres la hauteur de ce forceps, ainsi que le représente la figure 22. Cette diminution de hauteur rendrait l'instrument plus facile à manœuvrer dans les positions occipito-iliaques transversales; car alors, si l'on veut appliquer, autant que possible, les cuillers sur les deux côtés de la tête, les branches ischio-pubiennes peuvent gêner l'évolution du forceps, lorsque celui-ci présente une hauteur trop grande.

La figure 23 représente un forceps analogue au précédent et de même hauteur à peu près. Seulement·les tiges de traction, après s'être articulées avec les branches de préhension, passent en dehors de celles-ci, qu'elles dé-

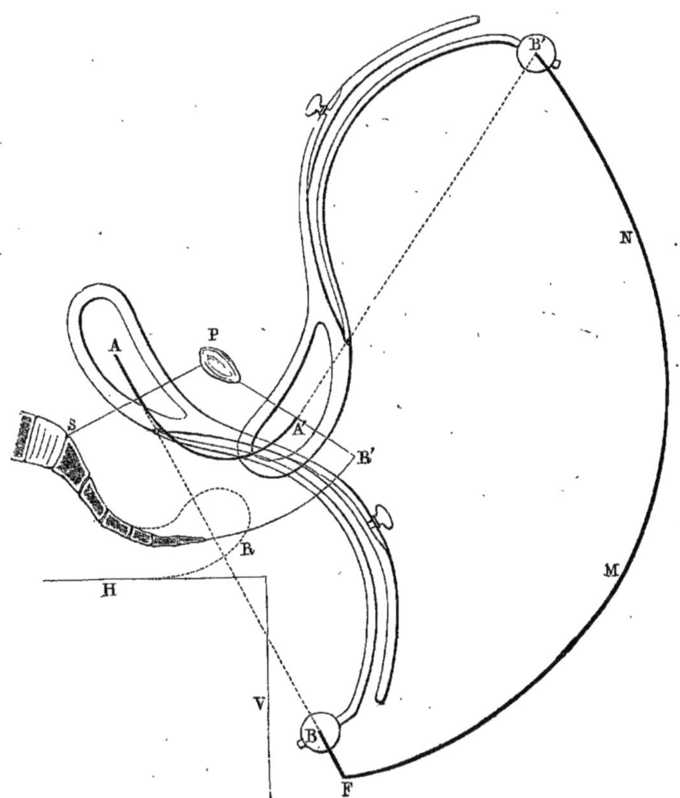

FIG. 21. — Trajet décrit par la poignée du nouveau forceps.

SP. Diamètre sacro-pubien minimum. — AB. Axe du détroit supérieur. — A'B'. Axe de l'orifice vulvaire. — BFMNB'. Trajet décrit par la poignée qui réunit les tiges de traction. — AA'. Trajet suivi par le centre de la tête fœtale. — A. Centre supposé de la tête lorsque le forceps est appliqué au-dessus du détroit supérieur. — A'. Centre supposé de la tête arrivée à l'orifice vulvaire. — P. Pubis. — R. Périnée avant sa distension. — R'. Périnée distendu en forme de gouttière. — S. Promontoire. — H. Plan horizontal formé par le lit. — V. Plan vertical correspondant au bord du lit.

bordent en haut et en bas. Les branches de préhension ainsi protégées forment une aiguille indicatrice parfaite.

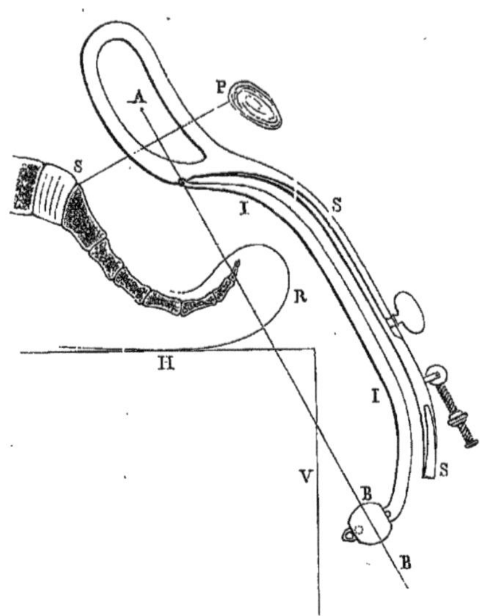

Fig. 22. — Même forceps, à cela]près que cet instrument a moins de hauteur que les forceps représentés précédemment. Ce forceps est, ici, appliqué au-dessus du détroit supérieur.

AB. Axe du détroit supérieur et ligne de traction. — SS. Branches de préhension. — II. Tiges de traction. — R. Périnée.

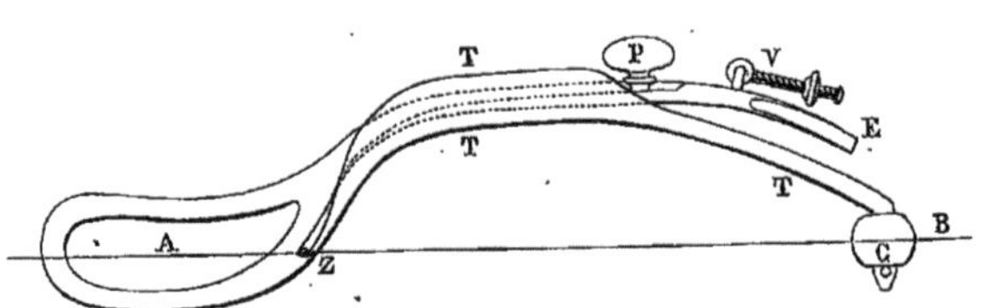

Fig. 23. — Forceps analogue à celui de la figure 22.

Z. Articulation des tiges de traction sur les branches de préhension. — T. Tiges de traction débordant les branches de préhension en haut et en bas. — E. Extrémité des branches de préhension après leur sortie de la gaîne protectrice qui est formée par les tiges de traction.

Avantages du nouveau forceps sur le forceps ordinaire. — Avec le nouveau forceps que je viens de décrire on aura les avantages suivants :

1° Les tractions n'auront pas besoin d'être aussi énergiques qu'avec le forceps ordinaire. En effet, en supposant que la tête offre une résistance de 17 kilogrammes aux efforts d'extraction qui seront faits sur elle, au-dessus du détroit supérieur ou au niveau de l'orifice vulvaire, il suffira de tirer sur le nouveau forceps avec une force de 17 kilogrammes, parce que toute cette force est employée à vaincre la résistance offerte par la tête. Au contraire, avec le forceps ordinaire, pour obtenir le même résultat, il faudrait tirer avec une force plus considérable, parce que celle-ci se décomposerait, partie en force utile, partie en force nuisible (voyez p. 3 et 7), dont l'effet augmente la résistance de la tête (voyez la note de la page 3).

2° Avec le nouveau forceps, toute la force employée entraîne la tête dans l'axe du bassin et ne produit aucune compression sur les tissus maternels. Au contraire, avec le forceps ordinaire, ces tissus sont comprimés pendant l'opération, parce que la traction se convertit en partie en force nuisible (voyez p. 3 et 7).

3° Le nouveau forceps tirant dans l'axe du bassin, la tête fœtale n'a aucune tendance à s'échapper des cuillers, tandis que cela se produit souvent avec le forceps ordinaire, parce que les tractions y étant obliques par rapport à l'axe du bassin, la tête, arc-boutée contre le pubis, glisse entre les cuillers et s'échappe en arrière.

4° La poignée du nouveau forceps, étant transversalement dirigée (voyez fig. 15, p. 28), donne aux mains de l'opérateur une prise beaucoup plus commode et plus solide que celle qui résulte de l'application des mains sur les manches du forceps ordinaire. De plus, cette poignée, pivotant autour de l'extrémité des tiges de traction (voyez p. 28), peut, au dernier moment de l'accouchement, être dirigée suivant l'axe de l'instrument. La main se trouve donc rapprochée des parties génitales, ainsi que cela est représenté figure 29 (p. 44), et beaucoup plus commodément placée qu'avec le forceps de Levret; enfin, elle agit dans l'axe de l'orifice vulvaire, soit qu'on fasse des efforts d'extraction, soit qu'on veuille ralentir la sortie de la tête, comme cela est parfois utile.

5° Une fois les cuillers du nouveau forceps serrées sur la tête fœtale par la vis V, la pression n'augmente pas avec l'énergie des tractions faites sur la poignée transversale de l'instrument; tandis que les mains de l'opérateur produisent sur les manches du forceps ordinaire ou de Moralès, une pression qui, transmise à la tête, est d'autant plus forte que les tractions sont plus énergiques, et la tête, ainsi comprimée latéralement, s'allonge d'avant en arrière; ce qui augmente les difficultés de l'accouchement, lorsque déjà le bassin est précisément trop étroit dans son diamètre antéro-postérieur, ainsi qu'on l'observe communément.

6° Les cuillers du nouveau forceps étant courtes et se relevant par une courbe rapide saisissent la tête fœtale sans la déborder par en bas (voyez fig. 20). Dans ces conditions, l'extrémité de la tête vient, la première, toucher le périnée, ainsi que cela se produit dans l'accouchement naturel, et l'on peut toujours diriger les tractions dans l'axe même du bassin, sans crainte de déchirer la commissure postérieure de la vulve avec les cuillers de l'instrument. C'est le contraire qui arrive, tant avec le forceps ordinaire (voyez fig. 3) qu'avec celui de Hubert ou de Moralès, dont les cuillers, démesurément longues, viennent déprimer fortement le périnée lorsque le centre de la tête est encore au niveau du détroit supérieur (voyez fig. 10). Avec ces forceps, on est donc exposé à déchirer le périnée si l'on s'obstine à tirer suivant l'axe du bassin; aussi est-on obligé de modifier promptement les tractions, de les porter trop en avant, et, par conséquent, de leur donner une direction défectueuse.

7° Aux avantages d'une traction faite suivant l'axe du bassin vient se joindre, dans le nouveau forceps, une disposition qui laisse à la tête la liberté de toujours suivre la courbure des voies génitales. Grâce à la mobilité de l'articulation des tiges de traction sur les branches de préhension, la tête peut encore exécuter spontanément et facilement son mouvement de rotation autour de l'axe du bassin; mais quand on veut produire artificiellement cette rotation, il faut avoir le soin de faire cette manœuvre avec les branches de préhension et de traction réunies dans la main, car si on voulait faire tourner la tête à l'aide des tiges de traction seules, on pourrait les fausser.

8° Enfin le nouveau forceps est pourvu d'une aiguille indicatrice qui fait complétement défaut dans tous les autres forceps.

IX

Le nouveau forceps que j'ai précédemment décrit (p. 27 et suiv.) a de nombreux et d'incontestables avantages, mais on lui reprochera peut-être d'être moins simple que le forceps ordinaire. J'ai voulu éviter ce reproche en faisant construire un forceps dans lequel la plus grande partie de ces avantages s'allie à la simplicité de l'instrument.

La figure 24 représente un forceps à branches croisées. Ce forceps a une courbure qui lui permet facilement de tirer suivant l'axe même du bassin; il se termine par une poignée mobile P, que l'on peut fixer dans différentes directions, au moyen d'un loquet T. Une vis de pression maintient les deux branches rapprochées et assure la pression des cuillers sur la tête du fœtus. Ces cuillers présentent deux fenêtres, F et *f*; la grande fenêtre se termine juste au niveau d'une ligne qui passe par l'axe de l'instrument AB, et qui doit coïncider avec l'axe du bassin, lorsque ce forceps est régulièrement appliqué.

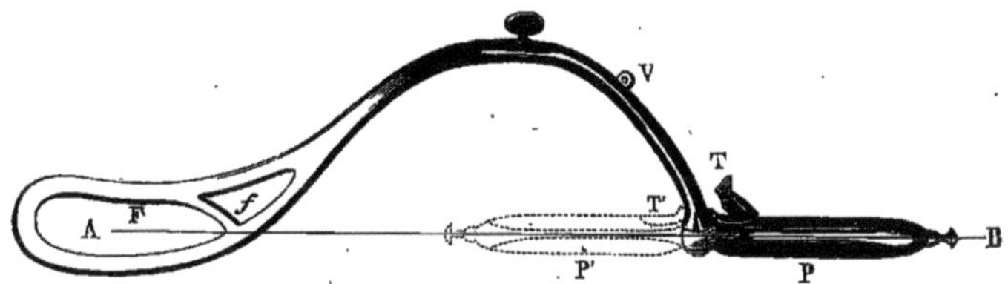

Fig. 24. — Profil du modèle du nouveau forceps à poignées mobiles.

AB. Ligne de traction du forceps. — F. Grande fenêtre de la cuiller. — *f*. Petite fenêtre de la cuiller. — P. Poignée dirigée en arrière. — P'. Poignée retournée sous l'instrument dans la ligne de traction. — T. Loquet soulevé pour laisser tourner la poignée autour du manche du forceps. Quand on abaisse le loquet la poignée devient fixe. — T'. Loquet abaissé pour fixer la poignée dans la position indiquée par la ligne pointillée. — V. Vis de pression allant d'une branche à l'autre.

Je pense qu'on trouvera cet instrument presque aussi simple que le forceps ordinaire et très-facile à manœuvrer (1).

Pour appliquer ce forceps, on fixe les poignées dans la direction qu'elles ont dans la figure 24, ce qui s'obtient au moyen du loquet dont j'ai parlé. La figure 25 représente l'introduction de l'une des branches. Cette introduction est plus facile qu'avec le forceps ordinaire, parce qu'on agit en ligne droite, et se fait d'après les mêmes règles.

Quand les deux branches sont introduites, on donne aux poignées la direction transversale qui est représentée dans la figure 26; puis on articule les deux

(1) Ce forceps a été présenté à l'Académie de médecine en même temps que celui qui est dessiné dans les figures 12 et suivantes.

branches en mettant les mains sur ces poignées transversales qui donnent un point d'appui très-commode. L'articulation des branches se fait d'ailleurs ici comme avec le forceps ordinaire; ensuite on rapproche les deux branches avec la main, jusqu'à ce que la tête soit solidement saisie, et, pour que ces

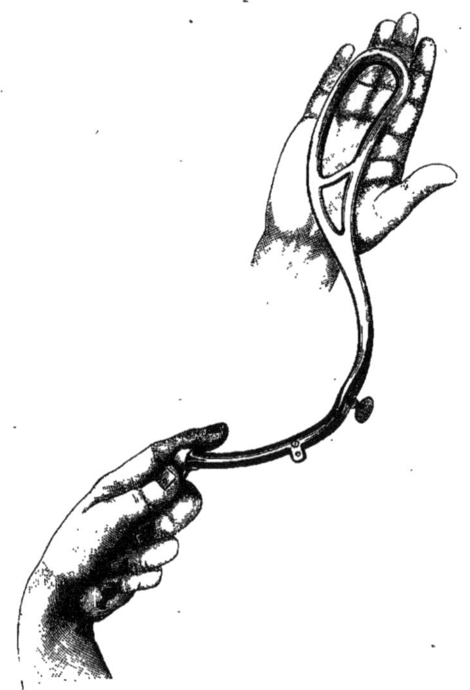

Fig. 25. — Application des branches du forceps à poignées mobiles.

branches et les cuillers qui les terminent ne s'écartent pas, on serre, sans aucune force, la vis qui va d'une branche à l'autre; c'est le moyen d'assurer la prise de la tête par les cuillers. On pratique ensuite l'extraction de l'enfant d'après les règles ordinaires, en mettant les mains sur les poignées transversa-

lement dirigées, ce qui facilite singulièrement cette partie de l'opération,
parce que les mains s'appliquent très-bien sur des poignées transversales.

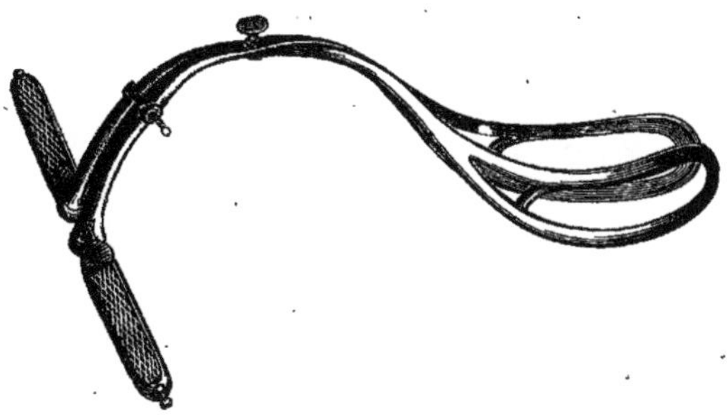

Fig. 26. — Même forceps, vu des trois quarts. Les poignées sont fixées transversalement
et sont ainsi facilement et solidement saisies par les mains.

La figure 27 représente le même forceps au moment où il vient d'être
appliqué au niveau du détroit supérieur. On pourrait, pendant toute la durée
de l'opération, se contenter de donner et de conserver aux poignées de l'instrument la direction transversale que j'ai décrite et figurée plus haut, tout en
s'efforçant de diriger les tractions suivant l'axe AB du bassin ; mais l'accoucheur n'aurait pas d'aiguille indicatrice pour se guider. Aussi, dès que
cela est rendu possible par l'engagement de la tête fœtale dans l'excavation pelvienne, on fera bien de retourner les poignées mobiles sous le
forceps et de les y fixer (voyez fig. 28), au moyen de leur loquet, dans
la direction L. Pour que cette manœuvre soit praticable, il suffit que l'extrémité D de ces poignées retournées ne touche pas le lit et ne blesse pas le
périnée de la femme. On prend alors le tracteur MTC et on ajuste la barre C
sur l'extrémité D des poignées, sur lesquelles on la fixe par une plaque
d'acier recourbée en forme d'S ; la tige T' passe entre les deux poignées du
forceps, et les mains sont appliquées sur le manche du tracteur, en M'.
Quand les tractions sont bien dirigées, la tige du tracteur T' est parallèle aux
poignées du forceps ; dès que les tractions sont défectueuses la tige T' prend
une autre direction, T'' par exemple, et l'angle formé par les poignées du forceps et la tige du tracteur indique à l'opérateur qu'il tire mal. Il suffira alors

de rétablir le parallélisme des poignées du forceps et de la tige du tracteur, et les tractions seront de nouveau bien dirigées (fig. 28).

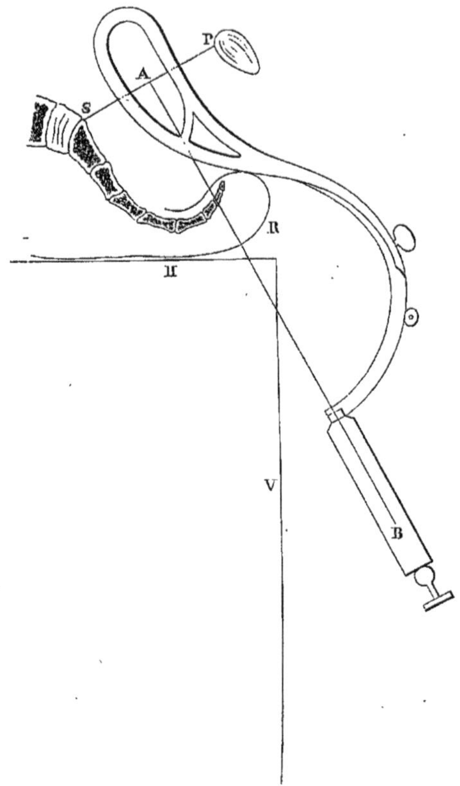

Fig. 27. — Même forceps appliqué au détroit supérieur.

SP. Diamètre sacro-pubien minimum. — AB. Axe du détroit supérieur. — A. Centre supposé de la tête fœtale. — P. Pubis. — R. Périnée. — S. Promontoire. — H. Plan horizontal formé par le lit. — V. Plan vertical correspondant au bord du lit.

La tête de l'enfant en parcourant le bassin change à chaque instant de direction et communique son mouvement aux branches du forceps et par con-

séquent aux poignées L (fig. 28) ; ce mouvement se traduit par un défaut de
parallélisme entre les poignées du forceps et la tige du tracteur. On a donc

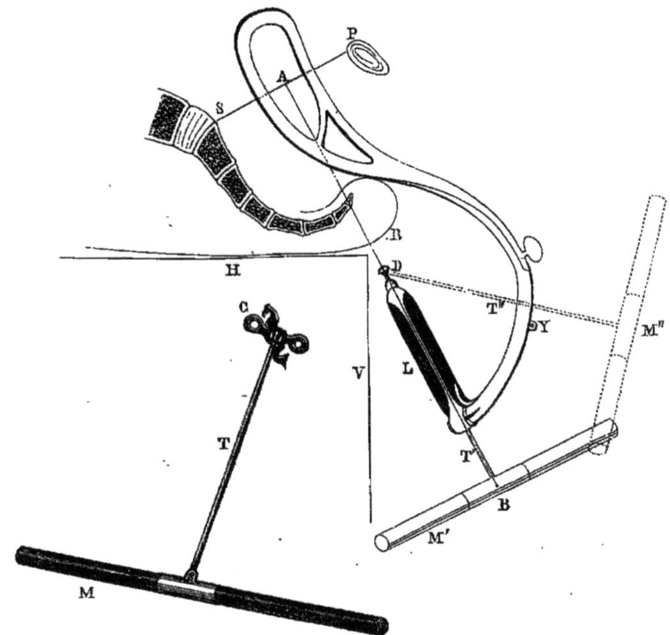

Fig. 28. — Forceps à poignées mobiles, appliqué au détroit supérieur; mais les poignées sont
retournées sous l'instrument dans la direction de l'axe du détroit supérieur. Un tracteur est
dessiné à part : on peut à volonté le fixer sur l'extrémité des deux poignées.

SP. Diamètre sacro-pubien minimum. — AB. Axe du détroit supérieur. — A. Centre supposé de la tête
fœtale. — C. Extrémité du tracteur qui peut être ajustée sur l'extrémité des poignées mobiles du forceps.
— D. Extrémité des poignées mobiles du forceps. — H. Plan horizontal formé par le lit. — L. Poignées
mobiles du forceps. — M. Manche du tracteur. — M'. Manche du tracteur tirant dans l'axe du détroit
supérieur. — M". Manche du tracteur ne tirant plus dans l'axe du détroit supérieur. — P. Pubis. —
R. Périnée. — S. Promontoire. — T. Tige métallique du tracteur. — T'. Tige métallique du tracteur tirant
dans l'axe du détroit supérieur. — T". Tige métallique du tracteur ne tirant plus dans l'axe du détroit
supérieur. — V. Plan vertical correspondant au bord du lit. — Y. Vis de pression allant d'une branche
à l'autre.

ainsi une aiguille indicatrice, moins sensible, il est vrai, que dans le premier
modèle du nouveau forceps que j'ai décrit, suffisante cependant pour donner

de précieux avertissements à l'opérateur. — J'ai appliqué deux fois ce forceps sur dés femmes admises à la Maternité : la première fois, le 27 novembre
1876 ; la seconde fois, le 28 janvier 1877. Dans ces deux opérations je me
suis servi du tracteur MTC, dont le fonctionnement, analogue à celui d'une
aiguille indicatrice, m'a parfaitement renseigné sur la direction que je devais
donner aux tractions. Dans ces deux cas, j'ai été frappé du peu de force qui
m'avait été nécessaire pour terminer l'accouchement. C'est d'ailleurs là un
fait qui s'est constamment produit toutes les fois que j'ai fait des expériences
comparatives entre le nouveau forceps et le forceps ordinaire : on est étonné
d'obtenir facilement, avec le premier de ces instruments, le résultat auquel
on n'arrive, avec le second, qu'au prix de très-grands efforts.

Dans une application de forceps, au moment où la tête apparaît à l'orifice
vulvaire, il est tantôt utile de continuer les efforts d'extraction pour vaincre la
dernière résistance, tantôt utile de modérer la rapidité avec laquelle cette tête
est poussée par les contractions utérines. Dans l'un et l'autre cas, il est avantageux de pouvoir tenir et manier aisément le forceps, mais jamais les mains
ne peuvent s'appliquer sur le forceps ordinaire aussi commodément que sur
le forceps à manches mobiles, quand ceux-ci sont retournés (voy. fig. 29).
C'est là un petit avantage ; cependant il ne faut pas trop le dédaigner. Enfin,
dans la figure 29, soit qu'on fasse des tractions, soit qu'on empêche la
tête de sortir trop vite, on agit toujours dans l'axe de l'orifice vulvaire, ce
qu'on ne peut guère faire avec le forceps ordinaire.

J'ai dit qu'on pouvait ajuster, sur l'extrémité des poignées du forceps que je
décris, un tracteur qui constitue avec ces poignées une espèce d'aiguille indicatrice. Celle-ci n'est pas d'une très-grande sensibilité, parce qu'elle est
appliquée trop loin du centre de la tête ; cependant elle suffira, je pense, dans
la pratique journalière. On peut d'ailleurs obtenir une aiguille très-sensible
au moyen de lacs ; alors, voici comment on procède : Avant d'introduire les
branches du forceps, on passe un lacs dans chacune des grandes fenêtres de
l'instrument, et on noue ensemble les deux chefs du même lacs (voyez fig. 30).
Puis on applique le forceps d'après les règles ordinaires, sans se préoccuper
davantage des lacs qui pendent au dehors de la vulve et au-devant du lit.

Le forceps, ainsi garni de lacs, étant articulé, on assure la prise des cuillers
sur la tête fœtale, en rapprochant les branches de l'instrument avec la vis V
(fig. 31). Cela fait, on saisit les manches du forceps et on tire sur eux, soit avec
les mains, soit avec le tracteur, jusqu'à ce que la tête de l'enfant arrive au
voisinage du détroit inférieur. A ce moment, on prend les lacs qui passent

dans chacune des grandes fenêtres du forceps, on les réunit en un seul fais-
ceau L, auquel on donne la forme d'une corde. Ces lacs ainsi réunis sont

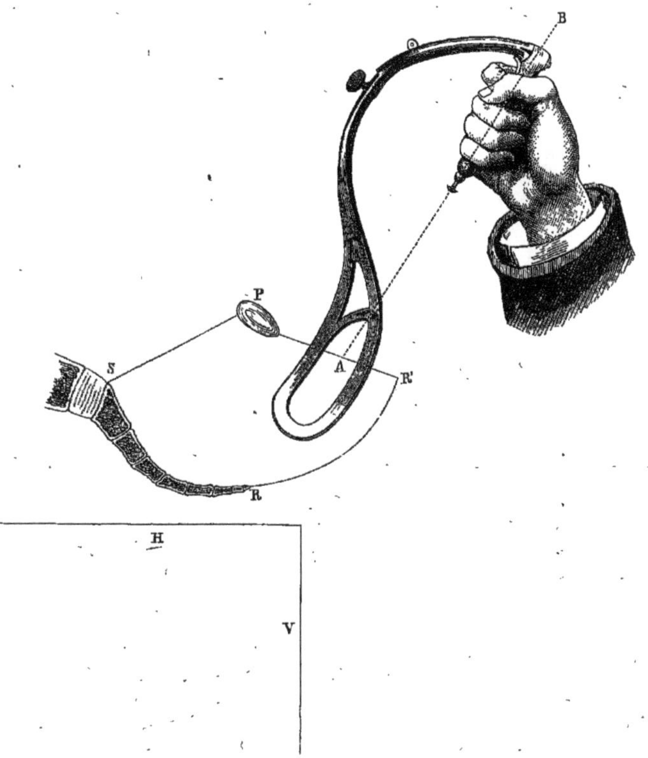

FIG. 29. — Position qu'occupent les poignées du forceps et la main de l'opérateur au moment
où la tête franchit l'orifice vulvaire.

SP. Diamètre sacro-pubien minimum. — PR'. Orifice vulvaire. — AB. Axe de l'orifice vulvaire. (Cette
ligne est ici un peu déviée de la direction qu'elle devrait avoir si le dessin était régulier.) — A. Centre
supposé de la tête fœtale. — H. Plan horizontal formé par le lit. — P. Pubis. — RR'. Périnée distendu
en forme de gouttière. — S. Promontoire. — V. Plan vertical correspondant au bord du lit.

attachés à une poignée P, sur laquelle l'opérateur applique les mains quand
il veut faire des tractions. Lorsque celles-ci sont bien dirigées, les lacs

passent entre les deux manches du forceps (voyez fig. 31) ; lorsqu'elles sont
mal dirigées, ils s'éloignent des manches du forceps, ainsi que cela est

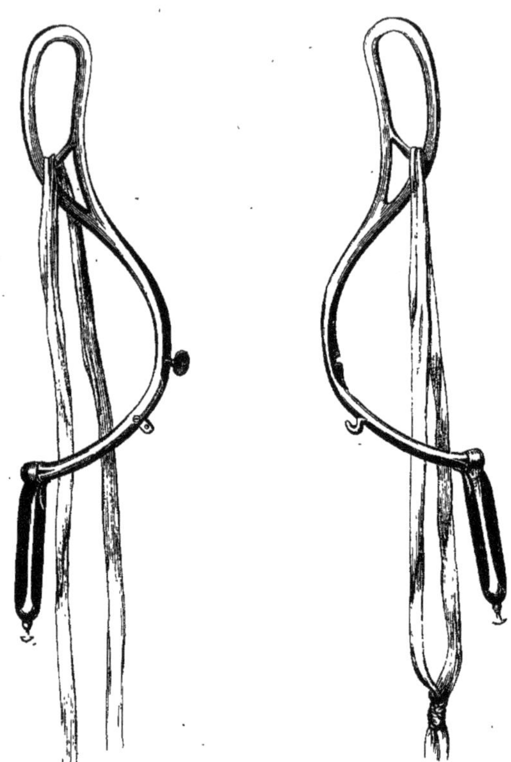

FIG. 30. — Forceps à poignées mobiles. Un lac est passé dans chacune des grandes fenêtres.

indiqué par les lignes ponctuées et les lettres L' et P'. Pour rendre aux
tractions une direction irréprochable, il suffit de ramener les lacs entre
les manches du forceps qui remplissent ici le rôle d'aiguille indicatrice
et montrent comment l'axe de l'instrument est dirigé. Or, dans une opé-

ration irréprochable, cet axe coïncide exactement avec l'axe du bassin. En passant, d'une part, dans les grandes fenêtres dont les cuillers sont percées, d'autre part, entre les manches du forceps, les lacs sont dans le prolongement de l'axe du bassin.

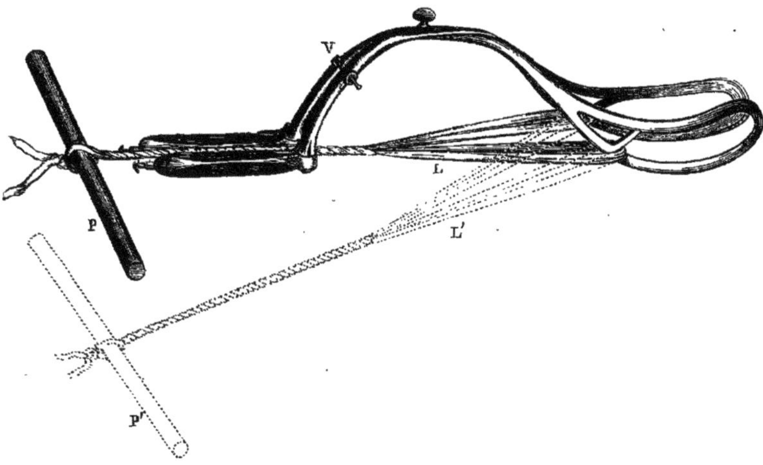

Fig. 31. — Même forceps articulé et vu de trois quarts. Une poignée indépendante du forceps est passée dans les lacs et sert à faire les tractions.

L. Lacs tirant bien. — L'. Lacs tirant mal. — P. Poignée des lacs tirant bien. — P' Poignée des lacs tirant mal. — V. Vis de pression allant d'une branche à l'autre.

Les forceps que j'ai représentés dans les figures précédentes (de 24 à 31) ont une hauteur qu'il y aurait avantage à réduire à de moindres proportions, ainsi que je l'ai indiqué dans la figure 32. Le forceps dessiné dans cette dernière figure a des cuillers courtes, dont le talon se relève rapidement vers le bord supérieur de l'instrument. Malgré ses petites proportions, ce forceps permet de tirer exactement suivant l'axe du bassin, sans qu'on soit obligé de déprimer fortement le périnée; il a des poignées mobiles et se manœuvre comme le forceps représenté dans les figures 24 et suivantes; il peut donc, lorsque ses poignées sont retournées au-dessous de l'instrument, donner attache à un tracteur semblable à celui de la figure 28; enfin on peut y passer des lacs dans une ouverture qui serait pratiquée sur le bord de la cuiller de chacune des deux branches, et disposée comme celle qui est représentée dans la figure 38 par la lettre O. Ces lacs pourront servir à faire des tractions semblables à celles qui ont été figurées plus haut (voyez fig. 31).

En résumé, le forceps de la figure 32 a une ressemblance complète avec

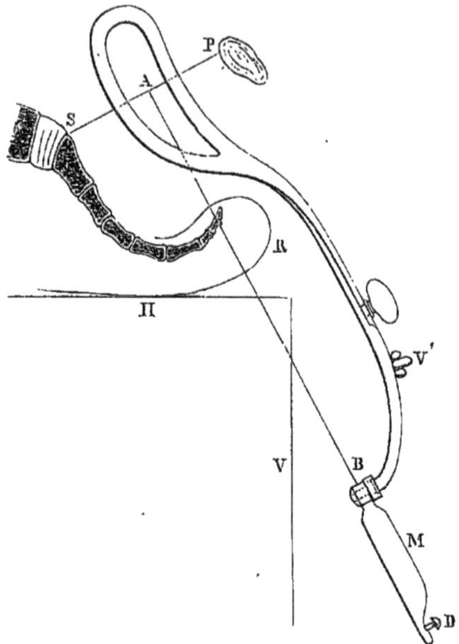

Fig. 32. — Forceps construit sur les mêmes données que le forceps précédent. Seulement les cuillers de l'instrument sont, ici, plus courtes, et la hauteur du forceps moins considérable. Ce forceps est représenté appliqué au détroit supérieur.

AB. Axe du détroit supérieur et ligne de traction. — D. Extrémité des poignées mobiles terminée par une saillie en forme de bouton de chemise sur lequel on peut fixer très-simplement un tracteur. — M. Poignées mobiles que l'on peut fixer à volonté dans différentes directions.

tous-les forceps à poignées mobiles que j'ai précédemment figurés, mais il diffère de la plupart d'entre eux, en ce que sa hauteur est moindre. En effet, dans ce forceps, la distance comprise entre la ligne de traction et la face inférieure de la branche à pivot, au niveau de l'articulation, n'est que de 5 centimètres environ.

APPENDICE

Les nouveaux forceps que j'ai décrits peuvent être manœuvrés avec la main ou adaptés à un appareil à tractions mécaniques ; mais, dans ce dernier cas, cet appareil devra être muni d'un dynamomètre et d'un levier mobile qui permettra de changer à chaque instant la direction des tractions.

Avant de réaliser les idées que je poursuivais, j'ai longtemps tâtonné, et je remercie M. Collin, fabricant d'instruments de chirurgie, du zèle et de

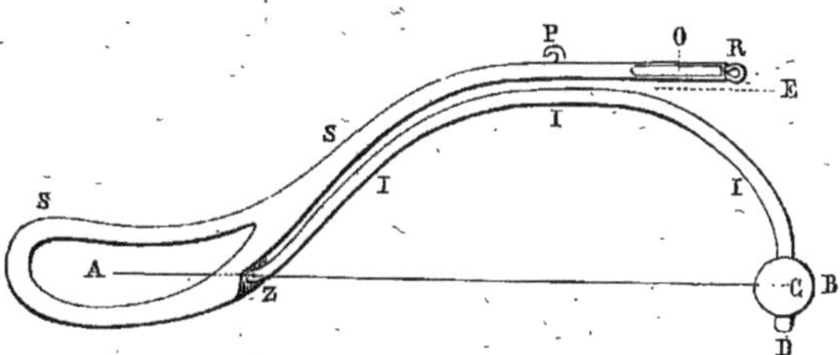

Fig. 33. — Forceps dont les branches de préhension et les tiges de traction sont parallèles comme dans le forceps de Thenance.

SS. Branches de préhension. — III. Tiges de traction. — AB. Ligne de traction. — A. Centre de la cuiller. — C. Coupe de la poignée transversale dans laquelle s'implantent les tiges de traction. — D. Extrémité des tiges de traction débordant en bas la poignée. — E. Espace de 1 centimètre environ séparant les tiges de traction des branches de préhension. — O. Oreille pouvant s'abaisser et se relever à volonté. — P. Crochet destiné à recevoir la vis de pression. — R. Articulation des deux branches de préhension. — Z. Articulations de la tige de traction avec la branche de préhension.

la patience avec lesquels il m'a toujours secondé. Je lui ai fait fabriquer un très-grand nombre de forceps différents, et j'en ai dessiné un plus grand nombre encore ; je ne les reproduirai pas tous : je donnerai seulement les figures des instruments qui me paraissent susceptibles d'être employés avec quelque utilité, bien que je leur préfère ceux qui ont paru dans le corps de ce Mémoire.

A. — La figure 33 représente un forceps dont les branches de préhension et les tiges de traction sont parallèles, comme dans le forceps de Thenance. Il ressemble donc beaucoup à celui de la figure 13, mais sans croisement possible des branches de préhension. Sa courbure lui permet de tirer suivant l'axe du bassin, même au détroit supérieur.

Le même forceps est encore représenté dans la figure 34, mais l'espace E qui existe entre les branches de préhension SS et les tiges de traction II est agrandi, parce que les tractions ZB' sont dirigées trop bas. Pour que ces tractions devinssent irréprochables, il faudrait faire remonter la poignée C jusqu'à ce que la ligne de traction coïncidât avec l'axe de l'instrument AB.

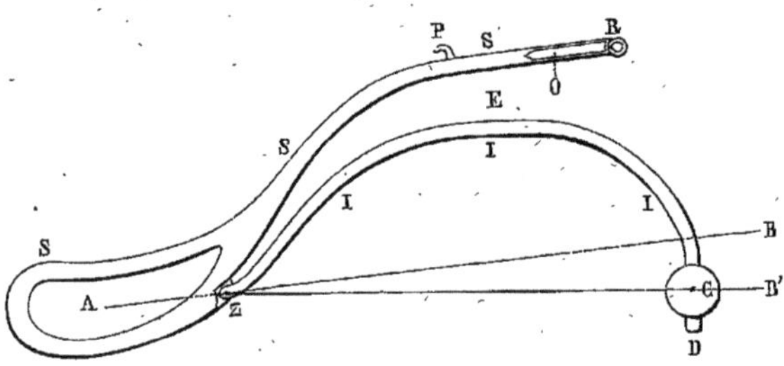

Fig. 34. — Forceps à branches parallèles, avec écartement momentané des branches de préhension et des tiges de traction.

SS. Branches de préhension. — III. Tiges de traction. — AB. Axe des cuillers. — ZB'. Ligne des tractions mal dirigées. — A. Centre de la cuiller. — C. Coupe de la poignée dans laquelle s'implantent les tiges de traction. — D. Extrémité des tiges de traction débordant en bas la poignée. — E. Espace séparant les branches de préhension des tiges de traction. — O. Oreille pouvant s'abaisser et se relever à volonté. — P. Crochet destiné à recevoir la vis de pression. — R. Articulation des deux branches de préhension. — Z. Articulation de la tige de traction avec la branche de préhension.

B. — La figure 35 représente un forceps semblable à celui qui a été représenté dans la figure 24; seulement les poignées P de cet instrument sont immobiles et percées d'un trou dans lequel on peut engager la tige de traction T.

Le même forceps est représenté dans la figure 36, où il est vu de trois quarts.

Ce forceps ayant des poignées immobiles ne peut pas être pourvu d'un tracteur semblable à celui qui est représenté dans la figure 28; mais on peut interrompre de temps en temps les tractions et interroger pour ainsi dire l'instrument pour savoir dans quelle direction il faut tirer ; en effet, les cuillers du forceps, en suivant les mouvements exécutés par la tête, dirigent fata-

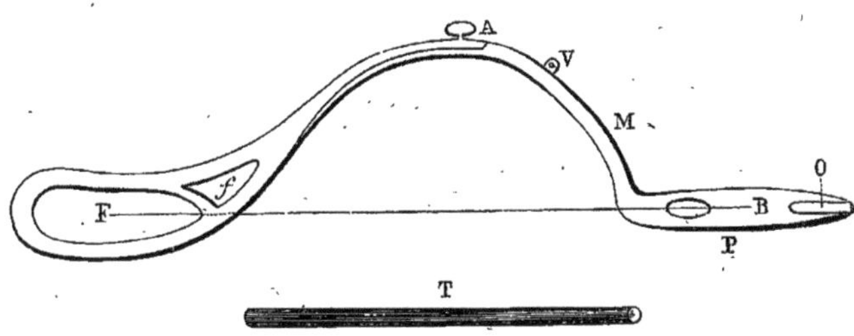

FIG. 35. — Forceps à branches croisées et à manches immobiles.

FB. Ligne de traction, axe de l'instrument. — A. Articulation. — F. Grande fenêtre. — *f*. Petite fenêtre. — M. Partie de la branche située entre la vis de pression et la poignée. — O. Oreille pouvant s'élever ou s'abaisser à volonté. — P. Poignée ou manche immobile. Cette poignée est traversée par un trou dans lequel on peut engager la barre T. — T. Barre de traction. — V. Vis de pression.

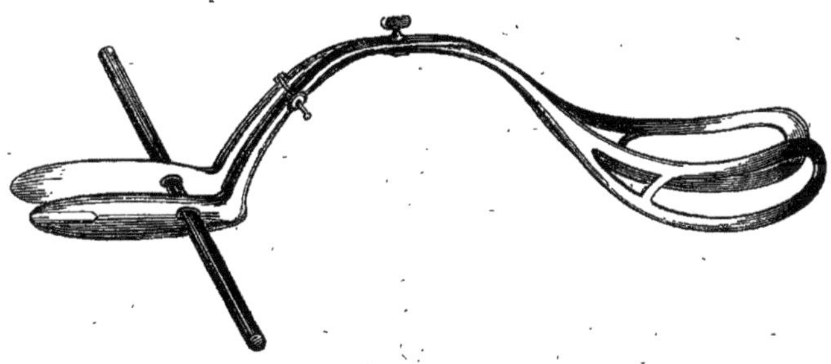

FIG. 36. — Même instrument que le précédent, vu de trois quarts. Une barre transversale traverse les manches et sert à faire les tractions. Une vis assure le rapprochement des branches et la pression des cuillers sur la tête fœtale.

lement les poignées dans l'axe de l'ouverture que cette tête va franchir, à la condition que ces poignées soient libres. Enfin, quand l'extrémité céphalique est descendue au niveau du détroit inférieur, on peut faire les tractions au moyen de lacs (voyez fig. 37) passés dans les grandes fenêtres F. La manœuvre est alors semblable à celle que j'ai précédemment décrite (voyez p. 46) et donne les mêmes résultats.

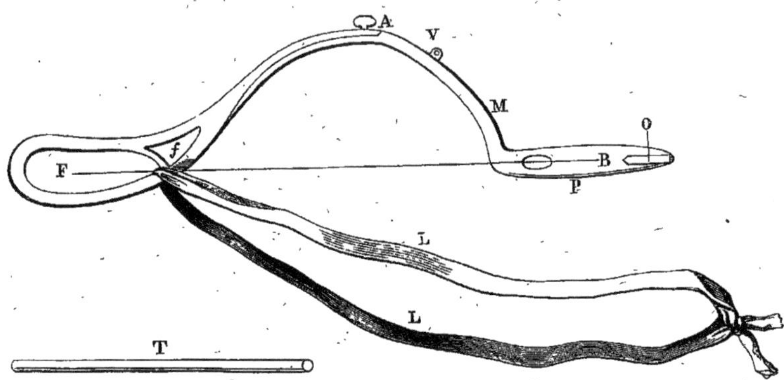

FIG. 37. — Même forceps que les deux précédents. Un lacs placé dans la grande fenêtre peut être utilisé dans les tractions. Pour bien tirer, il faut que les lacs soient dirigés suivant la ligne FB.

FB. Ligne de traction, axe de l'instrument. — A. Articulation. — F. Grande fenêtre. — f. Petite fenêtre. — L. Lacs. — O. Oreille pouvant se relever ou s'abaisser à volonté. — P. Poignée traversée par un trou. — T. Barre destinée à être transversalement introduite dans les trous des poignées. — V. Vis de pression.

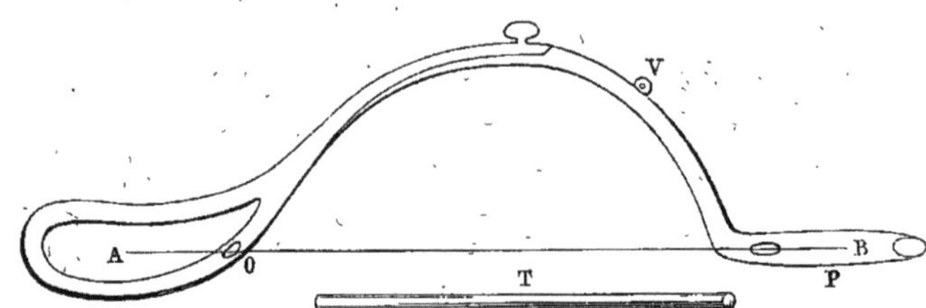

FIG. 38. — Forceps analogue au précédent. Il ne présente qu'une fenêtre.

AB. Ligne de traction. — O. Ouverture ménagée dans le bord de la cuiller et destinée à recevoir un lacs de traction, quand on le veut. — P. Poignée immobile et traversée par un trou. — T. Barre destinée à faire des tractions, soit lorsqu'elle passe dans les trous des poignées, soit lorsqu'on y attache les lacs de traction.

C. — La figure 38 représente un forceps semblable à celui de la figure 35 ;

mais ici la cuiller n'offre qu'une fenêtre dont la pointe est loin de se trouver sur l'axe AB. Avec ce forceps, lorsqu'on veut faire des tractions avec des lacs, on engage ceux-ci dans l'ouverture O, qui se trouve précisément sur la direction de la ligne AB, de sorte qu'avec ces lacs on pourra tirer suivant l'axe de l'instrument et du bassin.

D. — La figure 39 représente un forceps semblable à celui qui est dessiné dans la figure 38 ; seulement ce forceps ne présente ni vis de pression pour maintenir les branches rapprochées entre elles, ni ouverture pratiquée dans le bord de la cuiller et destinée à recevoir des lacs ; il se manie donc exactement comme le forceps ordinaire, et il est aussi simple que ce

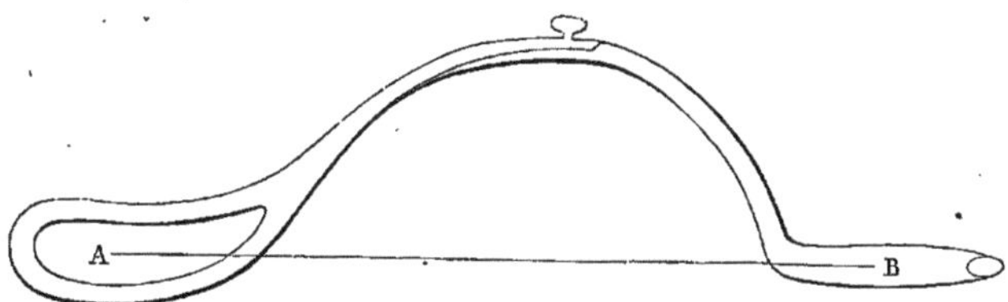

Fig. 39. — Ce forceps est aussi simple que le forceps ordinaire et se manie exactement comme lui ; seulement il présente une courbure qui permet à l'opérateur de tirer dans l'axe du bassin. Il serait bon de donner à ce forceps la forme de celui qui est dessiné dans la figure 32.

dernier, sur lequel il a l'avantage d'avoir une courbure qui lui permet de tirer suivant l'axe du bassin, même au détroit supérieur.

E. — La figure 40 représente un forceps dont les deux branches sont parallèles comme dans le forceps de Thenance. Chacune de ces branches se prolonge au-dessous de l'articulation A, et se termine au niveau de l'axe de l'instrument par un anneau.

Une vis de pression, placée en V, permet de rapprocher les deux branches dont l'instrument se compose et de serrer les cuillers sur la tête de l'enfant. Une petite tige T est destinée à être introduite dans les anneaux qui terminent les branches de ce forceps ; elle sert à recevoir les mains de l'opérateur, quand celui-ci veut faire des tractions. Ce forceps a une courbure qui lui permet de tirer suivant l'axe du bassin, même au détroit supérieur.

F. — En revenant de Belgique, en 1876, je voulus avoir un forceps muni
d'une tige à peu près semblable à celle dont L.-J. Hubert s'était servi ; mais je

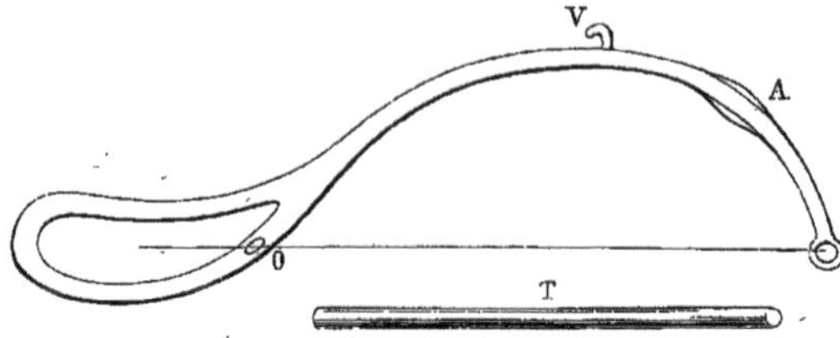

FIG. 40. — Forceps à branches parallèles, comme dans le forceps de Thenance. Ces branches se
prolongent au delà de l'articulation et se terminent au niveau de la ligne de traction par un
anneau qui est représenté dans la figure 40.

A. Articulation des branches entre elles. — O. Ouverture pratiquée dans le bord de la cuiller et recevant
un lacs de traction quand on le veut. — T. Barre que l'on introduit dans les anneaux qui terminent les
branches. Cette barre sert à faire les tractions, soit qu'on la passe dans les anneaux, soit qu'on y attache
les lacs de traction. — V. Tige de pression pour serrer la tête de l'enfant.

fus bientôt conduit à faire subir à cette tige des modifications d'une certaine
importance.

La figure 41 représente la branche gauche d'un forceps ordinaire. La face
inférieure de cette branche est armée de deux petits pivots P et p, qui ser-
viront à fixer la tige de traction sur le forceps.

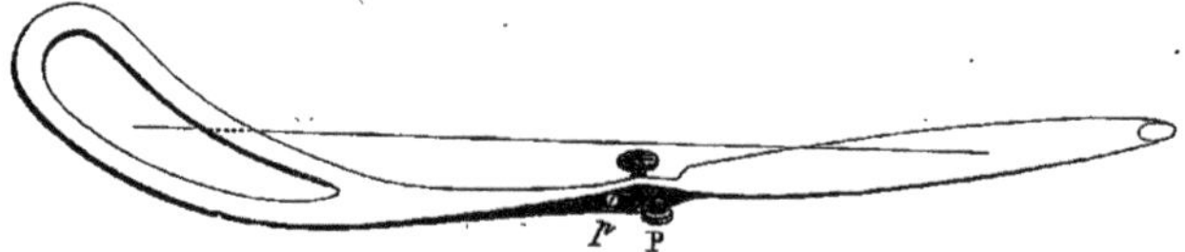

FIG. 41. — Branche mâle du forceps ordinaire, sur laquelle on a ajusté deux petits
pivots supplémentaires.

Pp. Petits pivots placés au-dessous de la branche mâle du forceps ordinaire.

La figure 42 montre le forceps muni de sa tige de traction C, C. Cette
tige est beaucoup plus courte que celle du forceps de Hubert ; elle se termine
en D, au niveau même de la ligne AB, et présente deux petits prolongements,

en forme d'oreille, qui suivent cette ligne AB, c'est-à-dire l'axe du bassin quand le forceps est régulièrement appliqué. La tige T d'un tracteur passe entre les deux oreilles OO, et s'articule, au point D, avec la tige C.

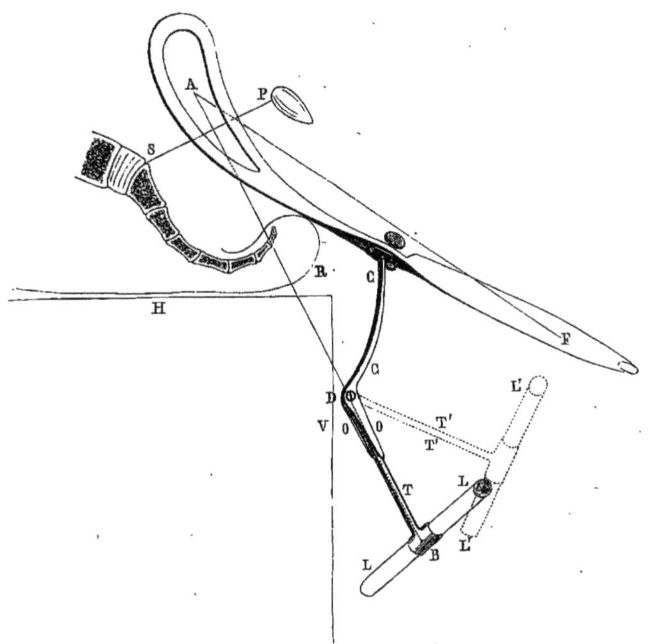

Fig. 42. — Forceps ordinaire sur lequel on peut ajuster une tige de traction et un tracteur.

AB. Axe du bassin. — AF. Direction des tractions faites sur les manches de l'instrument. — C. Tige de traction. — D. Articulation d'un tracteur avec la tige de traction. — OO. Oreilles faisant suite à la tige de traction et suivant la direction de l'axe du bassin. — L. Manche du tracteur. — L'. Manche du tracteur dans une autre situation. — T. Tige du tracteur lorsque les tractions sont dirigées suivant l'axe du bassin. — T'. Tige du tracteur sortant des oreilles O quand les tractions sont mal dirigées.

Lorsqu'on veut faire des tractions avec cet instrument, on tire sur le manche L, L. Tant que les tractions sont bien dirigées, la tige T reste cachée entre les deux oreilles OO, dont elle suit la direction; dès que ces tractions sont mal dirigées, le tracteur s'éloigne des oreilles OO, et prend la direction indiquée par T', par exemple.

Le forceps que je décris (voyez fig. 42) a sur celui de Hubert l'avantage d'avoir une tige C plus courte, et d'être muni d'un tracteur; aussi les oreilles OO peuvent osciller à la manière d'une aiguille indicatrice, peu sensible, il est vrai, parce qu'elle est placée trop loin du centre de la tête. Je lui reprocherai, comme au forceps de Hubert ou de Moralès, d'avoir des cuillers trop longues, avec lesquelles on est constamment exposé à blesser le périnée, lorsqu'on veut faire des tractions dans l'axe du détroit supérieur. D'ailleurs les manches de ce forceps sont si mal dirigés qu'ils ne peuvent servir que pendant l'introduction des branches; aussi ferait-on mieux de faire disparaître ces manches qui donnent aux accoucheurs la tentation de mal diriger leurs tractions.

G. — La figure 43 représente un céphalotribe courbé comme les forceps

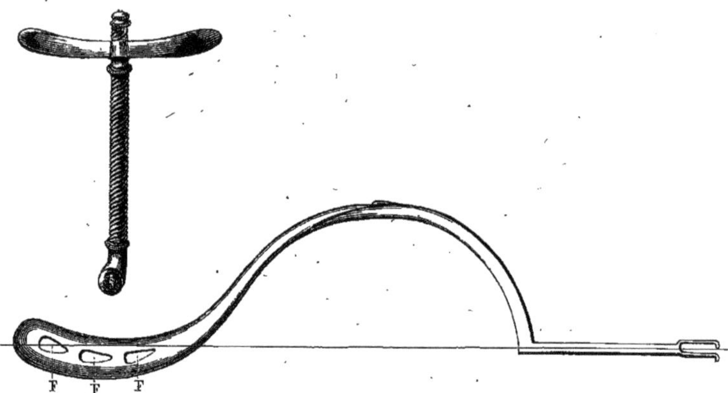

Fig. 43. — Céphalotribe ayant la courbure des nouveaux forceps.

FFF. Fenêtres pratiquées dans les cuillers du céphalotribe, ainsi que l'ont conseillé le docteur Charrier et, plus récemment, le docteur Tarnier. Ces fenêtres sont destinées à empêcher les cuillers du céphalotribe de glisser sur la tête pendant les tractions.

décrits plus haut. La hauteur de ce céphalotribe est exagérée, et il conviendrait de la réduire à la hauteur des forceps représentés dans les figures 22 et 32: Avec cet instrument, on retrouve tous les avantages dus aux tractions faites dans l'axe du détroit supérieur et de la filière pelvienne.

TABLE DES MATIÈRES

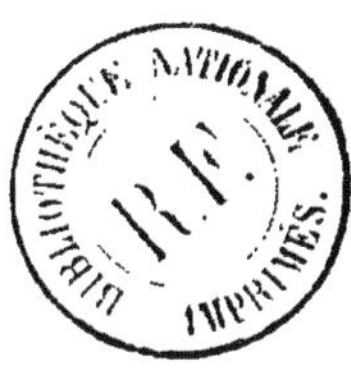